仕事で成果を
出し続ける人が

最高のコンディションを毎日維持する

ためにしていること

平井孝幸

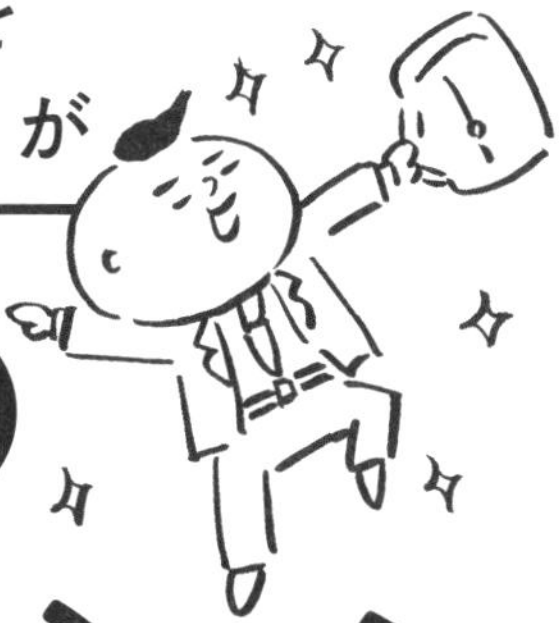

東洋経済新報社

健康経営×健康好きビジネスアスリートが考えた仕事のパフォーマンス特化型コンディショニング術
——はじめに

DeNA「CHO（最高健康責任者）室」という仕事

私が所属しているDeNAという東京・渋谷にあるIT企業は、2020年に2年連続で「健康経営銘柄」に選定されました。健康経営銘柄は、経済産業省と東京証券取引所が共同で、東京証券取引所に上場している企業のうち、従業員等の健康管理を経営的な視点で考え、戦略的に取り組んでいる企業が選定されます。選定されている企業は、現在わずか40社だけです。

私はDeNAで、社員の健康サポートを担当する専門部署「CHO（Chief Health Officer最高健康責任者）室」を2016年に立ち上げました（CHOは南場智子会長）。

CHO室というのは、あまり聞き慣れない部署名だと思いますので少し説明しておきます。「社員が体調が悪くなったり病気になったときに相談に乗る部署」だと誤解している方もいるかもしれませんが、そうではありません。心身の不調をきたしたなら、産業医や、かかりつけのお医者さんに相談してもらいます。

ではCHO室の仕事は何か。それは、社員が心身共に最高のパフォーマンスを発揮できるよう健康面からサポートすることです。毎日最高のコンディションで仕事をしてもらうために、ヘルスリテラシーが高まるようなアプローチをすることで、各自が自分流の健康術を編み出し実践できるようにする。それがミッションです。

そして本書は、私がCHO室室長代理として、これまでDeNAで啓発してきた健康活動や健康に関する情報、社外の医師・研究者達との交流で得た知見、自ら実践した上でお勧めできる、誰でも実践できる体調管理メソッドを一冊の本としてまとめたものです。

決して減量や血圧を下げるといった「健康診断の数値を改善する」ことを目的とし

たメソッドではありません。あくまでビジネスパーソンのパフォーマンスを最大限発揮することを目的としたメソッドです。

体調管理なしにパフォーマンスの発揮は無理

「みんながいつも最高のコンディションであれば、もっと成果を出せる」

「そうすれば仕事の効率も良くなり、自分の時間を大事にできる」

「結果として、DeNAをもっと良い会社にしていける」

私がCHO室を立ち上げようと思った背景には、こんな思いがありました。

健康管理・体調管理は、ロジカルシンキングやITスキル以上に大切な、ビジネスの基礎スキルだと私は考えています。なぜなら身体は、もっとも重要な仕事道具だからです。適切に取り扱い、きちんと手入れをすれば、思う存分力を発揮するツールです。これを管理するのは、ビジネスパーソンとしての責務と言えるでしょう。メーカーの方々が工場の設備を毎日メンテナンスしているように。

しかし、現実はどうでしょうか。パソコンの調子が悪いのに放置していたら、仕事に支障が出てしまうから、誰でも修理に出したりメンテナンスするでしょう。それなのに、自分の身体や体調がベストな状態ではないことを放置して仕事をしている人が、なんと多いことか。それでは、本来出せるはずのパフォーマンスを発揮できません。

私がなぜこれほど健康やコンディションにこだわるのか。それは、かつて私がプロゴルファーになることを目指していたことに由来します。

父がプロのテニスプレーヤーだった私は子供の頃から、アスリートが健康的な食事を意識し、試合前に集中力を高めるなどのコンディショニングを徹底している姿を目の当たりにしてきました。

その後、高校1年のときにゴルフ部に入った私は、世界で戦えるプロを目指しゴルフの練習に打ち込みました。そしてこのとき、同時に強く意識したのは、食事、睡眠、メンタルなどを研究し、自分のライフスタイルを変えることでした。それは、決して健康になりたかったわけではありません。ゴルファーとしての自分のパフォーマンスを最大限に引き出し、結果を出したかったからです。

1日に10時間ゴルフの練習ができるとすると、その10時間の練習密度を高めることは当然です。でもゴルフの練習を頑張るのは、誰でも行う当たり前のこと。他のプレーヤーと差を付けるためには、それ以外の時間をどう使うかにかかっています。

ゴルフをしていない残りの時間に、ゴルフで結果を出すために何ができるか。私の出した答えは「自分の身体のコンディションを最高にすること」でした。


どうすれば自分の力を最大限出し切れる体調をキープできるのか。

どうすれば、疲れ知らず、故障知らずの身体を作ることができるのか。

頭が冴え渡り、集中力を切らさないようにするためには何が必要なのか。

プレッシャーのかかる場面で最高の力を発揮するにはどうすれば良いか。


これらの答えを求め、脳を含む人体についてもっと知りたいと思った私は、300冊近くの文献を読みあさりました。そして、自分の身体で〝人体実験〟を繰り返し、ひとつずつ、その効果を検証していったのです。

たとえば野菜と納豆と少しのお米だけの生活を3カ月続けて、15キロ、体重を落としたこともあります（181㎝80キロ→65キロに減量成功しました。もとから巨漢だったわけではありません）。ダイエットしたい人が世の中に溢れる中で、食べ物をちょっと変えるだけで、これだけの結果が出たというのは、驚きでした。

2年間、あるラジオ局でメインパーソナリティを担っていたのですが、その生放送中にプロデューサーから「健康のためなら死ねる平井さん」と紹介されたことがありますが、その片鱗はこの頃から顔を覗かせていたのです。

こうして私はゴルフの練習に打ち込むとともに、自分のパフォーマンスを最大限に発揮する体調管理術を次々と習得していったのです。しかし残念ながらプロの道は諦めました。タイガー・ウッズの試合を見に行き、あまりのレベルの差に、この世には努力で乗り越えられないものがあることに気づいてしまったのです。

その後、縁あって、大学時代にインターンでお世話になったDeNAに入社することになりました。「最高のパフォーマンスを発揮するためには、体調管理が欠かせない」という信念とともに。

DeNAの健康面の損失は20億円以上だった

2011年に29歳でDeNAに入社し、総務や人事の仕事をすることになった私は、すぐにあることに気がつきました。それは、多くの社員の姿勢の悪さです。

ゴルフでは、姿勢や歩き方がとても大切です。だからだと思いますが、身体に負荷がかかる姿勢や歩き方に、私はとても敏感でした。私から見ると社内は、不自然で、身体に支障をきたしそうな人ばかりに見えたのです。実際、話を聞いてみると、腰痛や肩こりに悩まされている人が少なくありませんでした。

そこでゴルファーが姿勢矯正用に使っているゴム製チューブを紹介したところ、「これはいい」とたくさんの社員が使い、喜んでくれました。「体調が良くなり、仕事の生産性も上がった」、と言う人も現れました。腰痛や肩こりが、彼らの生産性を落としていたのです。

社員を健康にすることで、会社の生産性を上げられるのではないか。

このことに気づいた私は、これを自分の仕事にしたいと考え、CHO室の創設を経営陣に直訴したのです。最初はなかなか趣旨が理解されず、何度も企画書を書き直すことになりました。しかし最後には、ある数字が決め手となり、この企画が認められることになったのです。それは「プレゼンティズム」です。

健康経営の分野では、企業の生産性に影響を与える「アブセンティズム」と「プレゼンティズム」という言葉があります。アブセンティズムは、体調不良を原因とする欠勤や早退などにより、仕事ができない状態のことです。これは、その状態が一目瞭然なので、昔から企業も対応を重ねてきました。

一方のプレゼンティズムは、社員が出社していても、何らかの不調のせいで頭や身体が思うように動かず、本来発揮されるべきパフォーマンスが低下している状態のことです。こちらは、社員がいつも通り職場に出社しているので、パッと見ただけでは正確に状況を把握することはできません。

健康の価値は、それまでは数値化されていませんでした。しかし近年、アメリカを中心にプレゼンティズムによる損失を数値化する流れが生まれてきています。

そこで私も全社アンケートを取り、運動、食事、睡眠、メンタルすべての領域で、プレゼンティズムによる損失を専門家のアドバイスをもとに試算したところ、2015年当時の概算で年間20億円以上だということがわかったのです。

社員のコンディションをアップさせることで、この損失を大きく減じることができるのではないか。その考えのもと、CHO室での活動が始まりました。

健康度が上がり、仕事で成果を出す人が続出

CHO室の活動目的のひとつは、プレゼンティズムを下げること。つまり、社員が心身ともにベストな状態を維持し、継続的に高いパフォーマンスを発揮できるようサポートすることです。

2016年にCHO室が発足してから、運動、食事、睡眠、メンタル、さらにオーラルケアまで、社員が健康リテラシーを高められるような研修を数多くプログラムしてきました。その一つ一つをここで紹介するわけにはいきませんが、たとえば、

- 管理栄養士と連携し、自分に合った食生活を見つける「ウェルメシプロジェクト」
- 医師や理学療法士等、専門家と連携した「腰痛撲滅プロジェクト」
- 質の高い睡眠に必要な知識や習慣の啓発を行う「睡眠スキルUPプロジェクト」
- 心身の健康を保つ方法をサポートする「メンタルメソッド介入プロジェクト」

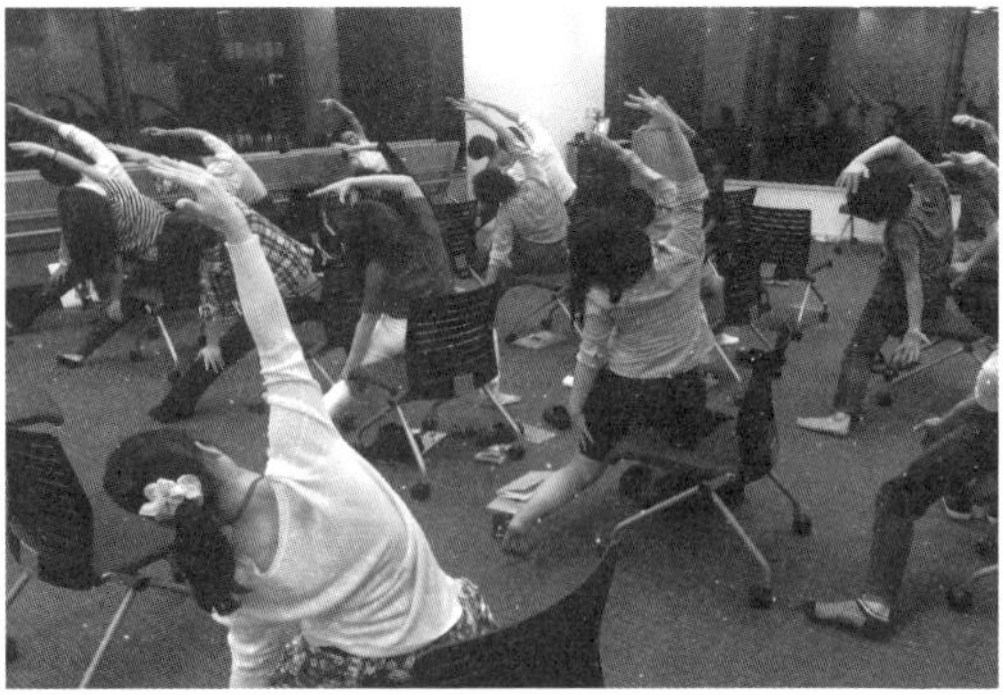

社内でのエクササイズ

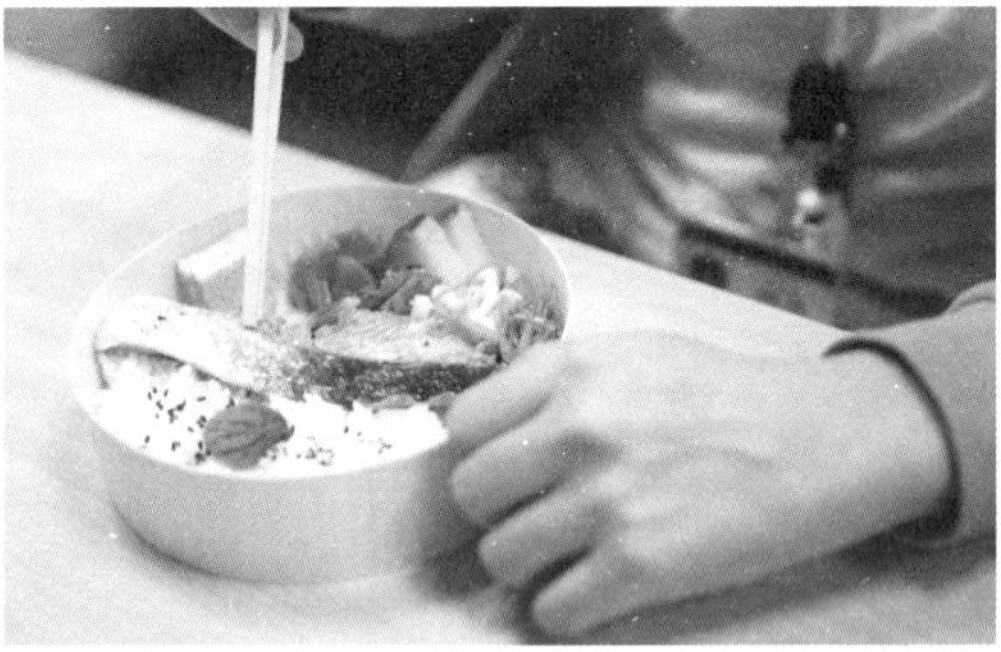

ウェルメシプロジェクトから生まれた「紅鮭の塩焼き弁当」

など、数多くの活動実績があります。その結果は少しずつですが出始めていて、社員からも多くの喜びの声を聞くようになりました。

体重が10キロ減り、健康に目覚めて仕事のパフォーマンスも大きく上がった。

姿勢を良くすることで肩こりから解放され、集中力も生産性も上がった。
食生活が改善され、精神面も良好になり、会社でのポジションアップにつながった。

健康的なライフスタイルを実践することで、仕事で成果を出す人も出てきました。

ＤｅＮＡが加入する健康保険組合からも「メタボや生活習慣病予備軍が少ない。どうして御社の社員はそんなに健康なのか不思議です」と言われたほどです。

そしてその結果、２０１９年、２０２０年の2年連続の健康経営銘柄選定へとつながりました。

本書の健康メソッドの特色

２０１７年、ＤｅＮＡでは新たな人事制度ができ、承認を得れば副業ができるようになりました。それを機に私は自分で会社を作り、日本中に健康経営を広げるため、健康経営アドバイザーとしても活動しています。

ＤｅＮＡの健康経営を通じて開発したウェルネスプログラムや、そこで得た経験をもとに、今では毎年100回近い講演を行い、忙しく働く人でも、どのようにすればパフォーマンスを発揮するためのコンディショニングを実現できるか、といった個人への指導や組織ぐるみで健康化させていく方法を全国でお伝えしています。本書でこれからご紹介する内容も、そうした知見・メソッドの一部です。

その特色は、次の2点に集約することができます。

1. お金も時間もかからないサステナブルな健康法

健康経営の活動には「行動変容」が伴わなければ意味がありません。「忙しい」「面倒くさそう」「お金がかかりそう」などの理由で実際に行動に移してもらえなければ、いくら素晴らしいメソッドや最新の研究成果であっても無価値です。

だから本書では、時間もお金もかけずに、誰にでもすぐできて、なおかつ「やれば結果が出る」メソッドを選んで取り上げています。忙しいビジネスパーソンが、長続きできることを強く意識して紹介しています。

2. すべて専門家の監修のもとでお勧め

本書に限らず、DeNAのCHO室で取り組んできたプロジェクトはすべて、医師や管理栄養士など、その道のプロフェッショナルの方々と一緒になって進めてきました。またこの原稿を作成するにあたっては、とくに松平浩先生、本間生夫先生、川野泰周先生に監修のご協力をいただいています。

専門家と一緒に考え、そしてDeNA社員や私自身でその効果の実証実験をしてきたメソッドなので、自信を持ってお勧めできます。

コロナ禍で健康格差が広がる

2020年春以降、新型コロナウイルスの影響でリモートワーク、在宅ワークを余儀なくされる人が激増しました。そしてリモートワークが進めば進むほど、ヘルスリテラシーの高低で健康格差がどんどん広がっていってしまうと考えられます。

きちんとした食生活を意識したり、睡眠のコントロール法を知っている人たちは、働き方の自由度が高まれば高まるほど、自分の理想の生活を追求していくことができます。その一方で、ヘルスリテラシーが低いと、運動不足や間食の増加、起床時刻の不規則化により、健康度が悪化していくことでしょう。その結果、以前よりも不健康になり、仕事のパフォーマンスが低下の一途を辿っていきかねない。

これまで以上に、個の働き方、個の生き方が問われる時代です。

そして個の力が問われる社会においては、セルフコンディショニングができる人とできない人の間に大きな差が開いていくのです。

本書でご紹介するメソッドを参考に、自分に合ったコンディショニング法を編み出し、実践してみてください。そしてぜひコンディションを最高の状態にできるリテラシーを身につけ、ご自身の職業人生やキャリアを切り開いてほしいと思います。

繰り返しになりますが、**身体は、もっとも重要なビジネスツールです。**投資する価値は十分にありますし、投資しただけのものは返ってきます。

※本書のメソッドは、私やDeNA社員が実践し、医師や管理栄養士の監修を受けたものですが、人によって「合う」「合わない」はありますので、ご自身に「合う」ものだけ参考にしてください。

第1章 「目覚め方」&「眠り方」

「気持ちの良い朝」と「快適な睡眠」を手に入れる

第2章 「食べ方」&「飲み方」

「良好な体調」と「疲れづらい身体」も手に入れる

第3章 「姿勢」&「運動」

自分史上最高に快適な身体を手に入れる

第4章 「リフレッシュ」&「マインドセット」

頭と心を整えスランプを減らす

第5章 「口」と「目」のケア

仕事のパフォーマンスを高める

第1章

「目覚め方」&「眠り方」

「気持ちの良い朝」と「快適な睡眠」を手に入れる

寝たい時間に寝られない。
朝方、起きてしまう。
起きたけれど、すっきりしない。
日中、眠気を感じてしまう。

私が2015年にDeNAで行った調査では、全従業員の約半数が睡眠に関してなんらかの悩みを持っていることがわかりました。

そして世界的に見ても、ここ数年は睡眠改善ブームともいうべきものが起きています。睡眠の質の違いが、ワークパフォーマンスに影響を及ぼすことがわかってきたため、睡眠研修や仮眠室をつくる企業が増えているのです。

睡眠の悩みを解消するためには、日中の不要なストレスを取り除いたり、食事の改善の必要もあったりするので、睡眠法だけで全部解決できるわけではありません。

しかし、工夫できるポイントはあります。本章では、簡単にできて効果が見込める、そのいくつかをご紹介します。

1

寝る前

目覚めを快適にする就寝前の呼吸筋ストレッチ体操

呼吸が浅いと眠りも浅くなる？

寝起きに疲れが取れていない感じがする。

7時に起きる予定だったのに、4時に目が覚めてしまった。

すっきり起きられない……。

せっかく十分な睡眠時間がとれるのに、眠りが浅く、そのことが翌朝の仕事のパフォーマンスに悪影響を及ぼして悩んでいるビジネスパーソンも多いでしょう。

眠りが浅くなる原因はいくつかありますが、一つ考えられるのは、普段から呼吸が浅くなっている可能性です。呼吸が浅くなっていると、熟睡しづらいです。だから、疲れが抜けきらなかったり、朝方に目が覚めてしまったり、すっきり起きられなかったりするのです。

そこでお勧めするのが、「呼吸筋ストレッチ体操」です。呼吸は、吸うときと吐くときとで作用する筋肉が違います。この体操をすることで働きかけ、それぞれの筋肉がバランス良く活動するようになり、呼吸が整いやすくなります。

これは、東京有明医療大学学長の本間生夫先生が開発したストレッチ体操で、呼吸を整えることによって睡眠の質を高められるだけでなく、メンタルリスクも減らせるとされています。私自身、2年ほど前に知って、疲れを感じる夜は風呂あがりにベランダで実践していますが、おかげで翌朝すっきり起きられるようになりました。

超簡単！ すぐできる！ 本間式ストレッチのやり方

ストレッチは左の図のように、「①肩のストレッチ」「②首のストレッチ」「③胸・背中のストレッチ」「④下部胸壁のストレッチ」「⑤胸のストレッチ」という5つのス

本間式呼吸筋ストレッチ体操

肩のストレッチ

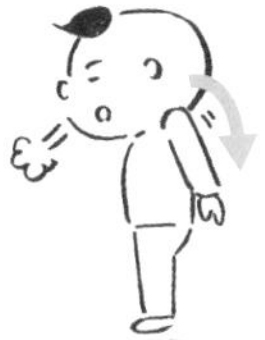

1. 息をゆっくりと吸いながら肩を前から上げていきます。
2. ゆっくりと息を吐きながら肩を後ろに回して下ろします。

首のストレッチ

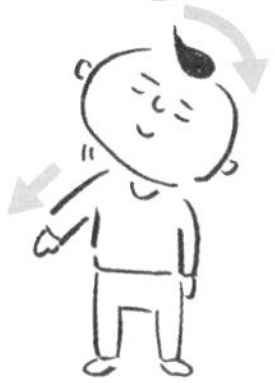

1. 息を吸いながら頭を横に傾けます。
2. 息をゆっくり吐きながら元に戻します。反対側も同様に行います。

胸・背中のストレッチ

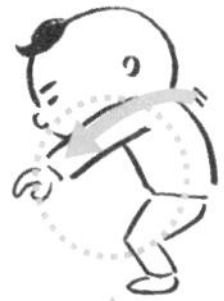

1. 胸の前で両手を組んで、肩の力を抜きます。
2. 息を吸いながら腕を前に伸ばして膝を曲げます。

下部胸壁のストレッチ

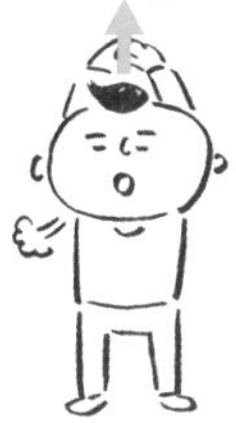

1. 両手を頭の後ろで組んで、ゆっくりと息を吸い込みます。
2. 息を吐きながら腕を上に伸ばして、息を吸いながら元の位置に戻します。

胸のストレッチ

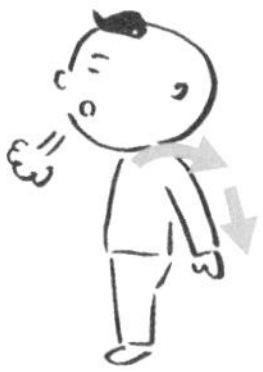

1. 両手を体の後ろで組み、十分に息を吸います。
2. ゆっくり息を吐きながら手を押し下げ、息を吸いながら元の位置に戻します。戻したら、上半身はリラックスさせましょう。

トレッチがあります。どれもとても簡単です。
この本間式ストレッチをする上でのポイントは3つです。

1. 呼吸はゆるやかに

ゆっくり「鼻から吸う」、ゆっくり「口から吐く」ように呼吸します。

2. メリハリを大切に

筋肉を伸ばす、縮める。動きにメリハリをつけて体操を行います。

3. 無理をしない

無理な体勢になったり、力を入れすぎないように気をつけます。

時間がないときには、すべてをやらなくても大丈夫。たとえば私は、7時に起きる予定が4時に起きてしまったときなどは、「③胸・背中のストレッチ」を、寝転んだまま軽くやっています。そうするだけで、その後気持ちよく寝られるようになるからです。

寝ながらでも、腕を天井に近づけるように上げていくと背筋が伸びます。このときに息を吸って、元に戻るときに息を吐きます。これを2度繰り返すだけでも呼吸がまるで変わっていくのがわかります。必要な筋肉がしっかり反応し、呼吸をしてくれるのです。

1日2万回とも言われる呼吸で自律神経に働きかける

理想の呼吸は、肺の中にある空気をしっかり吐き切る「深い呼吸」です。これができていないと、ずっと浅く小さな呼吸を小刻みにし続けることになります。想像するだけでも、疲れてしまうことがおわかりいただけると思います。

そして呼吸の浅さ、深さは自律神経とも関わっています。交感神経と、副交感神経です。この交感神経と副交感神経という言葉は、ビジネスパーソンのコンディションや仕事のパフォーマンスに大きくかかわるキーワードです。本書でも何度か登場するので、ここで簡単にご説明しておきます。

自律神経とは、人間の体の中で自動的に働いている循環器、消化器、呼吸器などを24時間管理し、調整している神経のことです。そしてこの自律神経は交感神経、副交感神経に分かれていて、どちらかの働きを強めたり、弱めたりすることで体のバランスをとっています。

面白いのは、この神経は気持ちにも作用することです。交感神経が副交感神経よりも優位（強く働く）な状態のときは活力に溢れ、活発に活動できる状態になります。一方で副交感神経が交感神経より優位だと気持ちが落ち着き、リラックスできる状態になるのです。

眠っているときは、副交感神経が優位になるのですが、これが交感神経優位気味になると、呼吸が浅くなり、熟睡できなかったり、途中で目が覚めてしまったりするのです。だから、副交感神経がしっかり優位になるように持っていく。そのための呼吸筋ストレッチ体操です。呼吸が深くなりやすくするのです。

呼吸は、自律神経に働きかけられる能動的な唯一の行動と言われています。呼吸を整えることで、交感神経優位だった人が、副交感神経優位に持っていける。そうすることで、睡眠の質を高められるわけです。

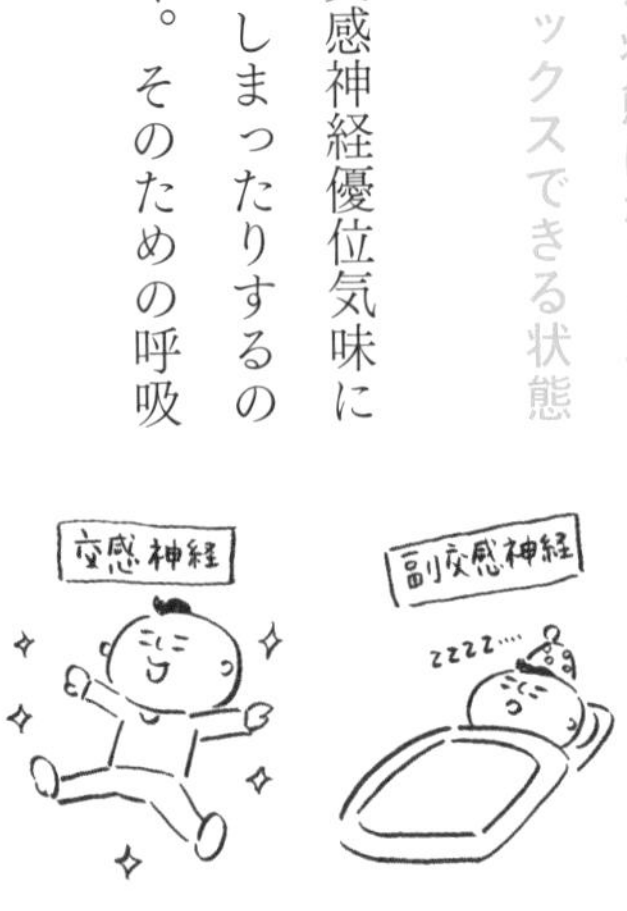

朝の目覚め時にもストレッチは効果的

私は「③胸・背中のストレッチ」を、朝起き抜けにもやっています。朝一番で呼吸筋ストレッチ体操をすることで、呼吸がゆったりと落ち着きやすくなり、身体のエンジンの立ち上がりがスムーズになる感覚があります。

ゆったりとした朝食や身支度、仕事の準備など朝の時間の精度が高まり、私にとっては最高の1日を始めるための、大事なルーティンワークとなっています。

POINT

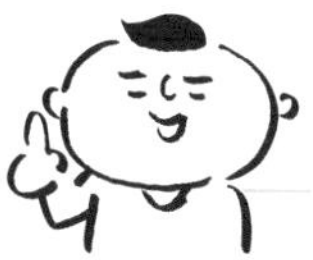

深呼吸は不自然な「深い呼吸」ですが、呼吸筋体操は「自然な深い呼吸」をもたらします。ぜひトライしてみてください

2

寝起き

寝起きの身体を起動させる水の飲み方

なぜ眠りから覚めて水を飲むことが身体にいいのか

目覚めにコップ1杯の水を飲むと良い。そんな話を聞いたことがあると思います。これは、その日1日の仕事のパフォーマンスを高めるためにも、理に適った行動です。眠っている間にも、人間は水分を失っているのです。だから朝起きたときは、少なからず脱水症状になっています。まずこれを補う必要があります。

そして、口内は神経が数多く集中している部位なので、水を飲むことでそれらを刺激し、脳と身体のスイッチを入れることもできるのです。

水を飲む前に必ず歯磨きする

なお、寝起きに水を飲む際に大事な注意点があります。それは、**水を飲む前にうがいをしたり、歯磨きをしたほうがいい**ということです。眠っている間に、口の中は大変な量の雑菌が増殖しているからです。

口腔内の菌数は、夜歯磨きを終えたあとも眠っている間にどんどん増え続けています。うがいも歯磨きもせずに、いきなり水を飲んでしまうと、その**細菌をすべて飲み込んでしまう**ことになります。

私がお勧めしているのは、うがいをし、歯磨きするだけでなく、フロスや糸ようじなどの歯間洗浄具、舌クリーナーなど、オーラルケアを起き抜けにすぐやる、ということです。先にも述べましたが、**口の中は神経が集まっています**ので、きちんと手入れをしてあげると、それだけでもさっぱりします。本当に気持ち良いので未体験の方はぜひフルコースでケアしてみてください。

細菌を取り除き、リフレッシュ効果で脳にスイッチを入れる。朝のオーラルケアは、一石二鳥です。

また、最近はマウスウォッシュがものすごく充実してきています。マウスウォッシュでも、口の中も気分もすっきりします。

朝がどうにも弱いという人は、歯磨き、フロス、舌クリーナーに加えてマウスウォッシュも取り入れると効果的です。

水を飲むのは、それから。口の中をさっぱりさせてから水を飲んで、体液の循環を促します。わずか数分のこのひと手間の習慣が、身体のスイッチをうまく入れ、おまけに口臭不安をなくし、その後1日の心地よいスタートにつながっていきます。

食後すぐに歯磨きをしてはいけない

ちなみに、「歯磨きは、食事を摂った後で」という人もいると思います。しかし、実は食後は、口の中のpH《ペーハー》が、歯のミネラルが溶け出す酸性に傾きますが、中性に戻るまでに時間がかかるため、直後の歯磨きは控えるよう指導する歯科医もいます。口の中をすっきりさせ、脳を目覚めさせるためにも、食事の前のオーラルケアをお勧めします。

また、夜、寝る前にマウスウォッシュをしておけば、口内の菌の繁殖をおさえられると言われており、私自身不快感が小さくなった気がしました。

POINT

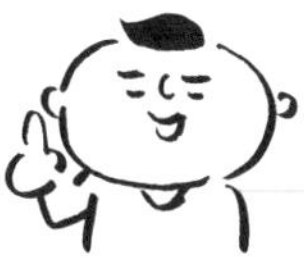

朝起きたら、まず歯磨き！
眠気もなくなり身体のコンディションも良くなります！

3

寝起き

刺激を与えて身体を目覚めさせるロールダウン

アスリートやエグゼクティブが注目のピラティス

午前中は頭がどうにもぼんやりする。
エンジンがかからない。
身体がしっかり目覚めていないみたいだ。

そんなお悩みを持つ方にお勧めなのが、朝の「ロールダウン」です。
ロールダウンとは、ピラティスの基本動作の一つです。ピラティスは、ジョセフ・ピラティス氏が提唱した、骨格を意識して体幹を整えるエクササイズです。

美容と健康に関心の高い女性だけでなく、最近では男性のアスリートやエグゼクティブ層を中心に愛好者が広がりつつあります。私自身は、タイガー・ウッズがピラティスに取り組んだという話を聞いて興味を持つようになりました。

頭を下に下げ、血液の循環を促す

ロールダウンのやり方は、いたって簡単。とてもシンプルなエクササイズです。次ページの図のように、直立した状態から頭を垂らすように首を曲げていきます。首から腰まで、背骨を支える筋肉をゆるめ、次にお腹に力を入れて上体を起こします。これをゆっくり2回。

やってみるとわかるのですが、頭を下げることで、血液がそちらに向かっているような気持ちよさがあります。頭を下に下げることで**血液の循環が促され、2回行うだけで頭はもちろん、首も背中もすっきり**します。

だから、身体のスイッチが入った感覚になり、活動的に動けるような意識になるのです。

ロールダウン

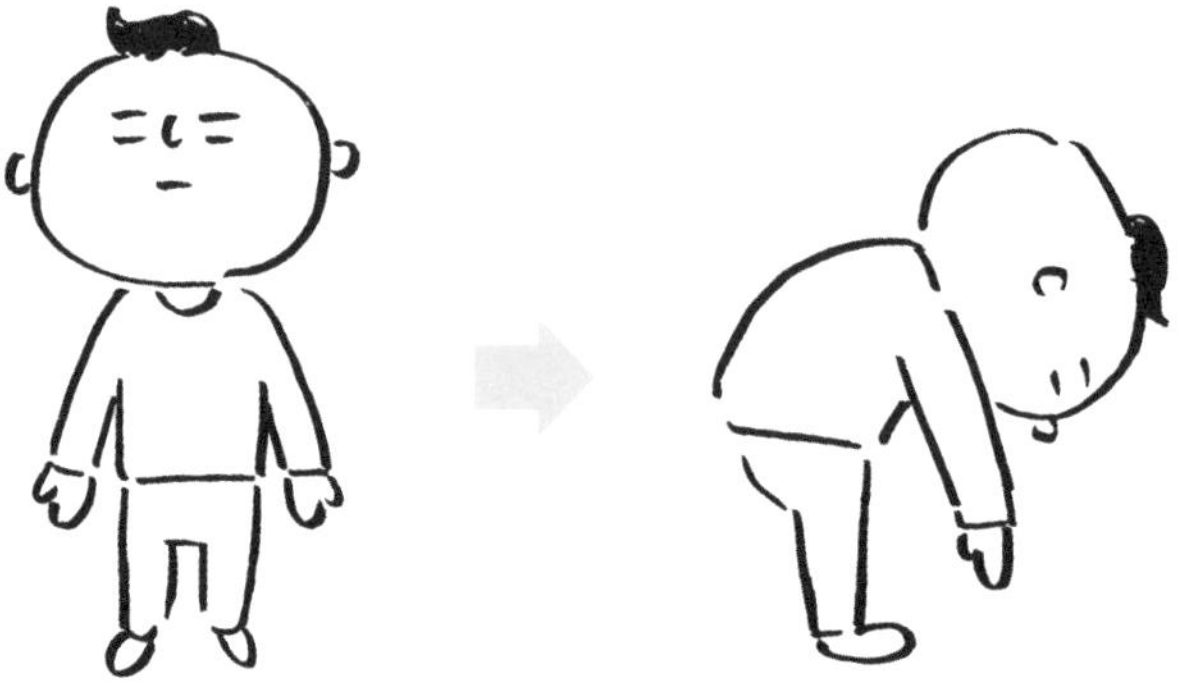

呼吸と骨を意識する

ピラティスは呼吸を大事にしています。鼻から息を吸い、口から息を吐きながらエクササイズをすることで、身体全体に酸素が行き渡る感覚になります。

さらに私は、横になっているときに固まった身体を、首、背中、腰と順番に緩めていく感じでロールダウンしています。意識しているのは、骨です。

首の一番上の頸椎から一つずつゆっくりと折り畳むようなイメージを意識しています。そして、それを戻していく。こうして、眠っていた身体を、起動状態にシフトさせるのです。

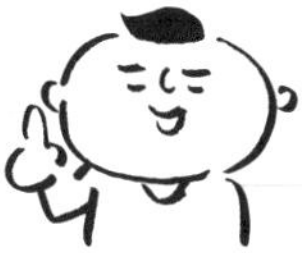

4

寝起き

ピークにコンディションを合わせる「シャワー&お風呂」の入り方

朝からテンションを上げるなら熱いシャワー

朝、熱いシャワーや熱いお風呂に入ることで、一気に目を覚ます方法は、よく知られています。とりわけ、首筋に熱めのシャワーをかけると、副交感神経優位だったリラックス状態から、一気に交感神経優位にすることができます。

交感神経は覚醒時に強まります。たとえば運動するときには優位になるわけですが、このスイッチを自ら切り替えるのです。

すぐに脳や身体を目覚めさせたい。朝一番にプレゼンテーションがあるなど、今日は朝からテンションを上げないといけない。こんなときには、ぜひ「朝シャワー」を活用しましょう。

午後や夕方が本番なら副交感神経優位にしておく

だったら、いつもテンション高く仕事をしたいから、毎朝熱いシャワーを浴びて交感神経優位にしよう。そう考えた人もいるかもしれませんが、それはあまりお勧めしません。

たとえば、夕方や夜に大事なアポイントや商談があり、今日の大事な案件は夕方だから、そこにコンディションのピークをもっていきたい、それまで体を疲れさせたくないという場合には、むしろ朝から副交感神経をできるだけ優位な状態にしておく方が無難です。交感神経をずっと優位にしておくと、疲れてしまうからです。夕方や夜に、交感神経が優位にできるよう、午前中は副交感神経優位の状態にして温存しておくのです。

そのために、もし毎朝シャワーを浴びる生活習慣であったとしても、その日は熱いシャワーを避け、ぬるめの風呂に入り、朝はとにかくスローに始める、という方法も

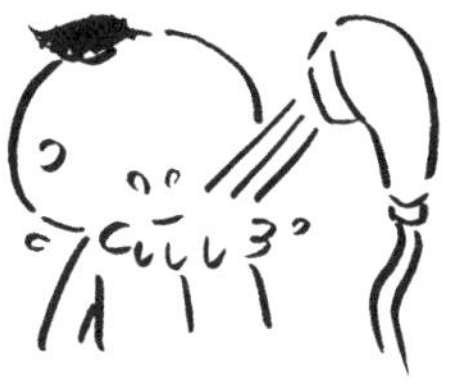

あります。

交感神経と副交感神経のスイッチを意識する

先にも書いたように自律神経には交感神経と副交感神経があり、それぞれ覚醒時に優位、リラックスしているときに優位になるわけですが、仕事だから交感神経を優位にしておくほうがいい、というわけでは必ずしもありません。

いかにこの2つを仕事中にも切り替えられるようにするか、ということが大事だと私は思っています。

たとえばエンジニアが1日中コードを書いているときなどは、ある程度、副交感神経優位な中で、脳をリラックスさせたほうが効果は上がると思います。

また、一般的にはプレゼンテーション時は交感神経優位のほうがいいと思いますが、中には副交感神経優位のリラックスしたプレゼンを行う経営者もいます。

文章を書くときも、通常は副交感神経優位で書いたほうが落ち着いて文章が書けると思いますが、何かインパクトのあるものを書くのであれば、交感神経を優位にしたほうがいいでしょう。

どちらがいい、というわけではなく、どちらを優位にするか、それぞれのシチュエーションや状況に応じてコントロールする意識を持つことです。

私自身は、交感神経が優位になりやすい、という自己分析をしています。だから、夕方や夜に大事な案件があるときには、日中、呼吸を意識的に行う回数を増やすようにしています。大事な案件のときに、きちんとパフォーマンスが発揮できるようにするためです。

POINT

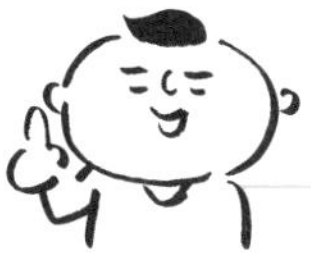

「その日のピークをいつ持ってくるか」によって
朝のシャワーの温度を使い分けよう

5

寝起き

「朝ご飯を食べないと元気が出ない」は本当？

「朝、食べないといけない」なんてことはない

朝食に関してまず伝えておきたいことがあります。それは、無理に食べることはない、ということです。

お腹が空いていないにもかかわらず、「朝食は食べなければいけないもの」という刷り込みが頭にあって、無理をして食べている人がいます。「お腹も空いてないし、時間もないけど、とりあえず何かお腹に入れておこう」と手を伸ばすのがチョコレートだったり、ポテトチップスだったり、びっくりするようなものを食べている。どうしてと聞くと、「朝食は食べなければいけないと親や配偶者に言われた」と返ってくる。

とりあえず、そうした朝食は止めましょう。**無理に食べることはないのです。**ましてや食べ過ぎは、本当に百害あって一利なし、です。

現代人は基本的に「食べ過ぎ」です。背景にあるのは、食べないといけないという先入観、とりわけ親世代の先入観です。それは、戦後の苦労を知っている人たちに育てられていることも大きいと思います。昔は、食べられることが幸せだったのです。

今は、そうではない。多くの人は十分栄養を摂れているので、そこまで食べる必要性は減ってきています。とりわけ朝は、無理して食べる必要はないと私は考えています。働く人において、栄養失調よりもメタボの方が圧倒的に多いです。

食べることでエネルギーが奪われる

ご飯を食べないとエネルギー不足になって、午前中の仕事に支障がでるのでは。そう考えてしっかりと朝食を心がけている方もいるでしょう。その考えは一見すると正しく見えますが、常にそうであるとは限りません。

たとえば、朝一番からがっつり体を動かす仕事をする人は、ある程度エネルギーを

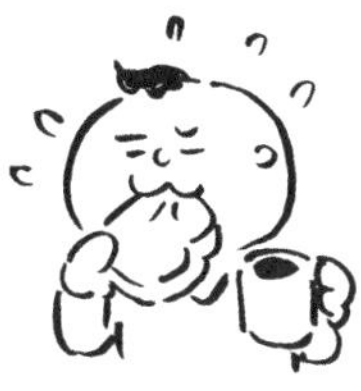

つけなければいけないでしょうから、朝食をしっかりとるべきでしょう。でも本書を読まれている多くの読者は、デスクワークの方が多いでしょうから、無理して朝食を食べる必要はありません。

先にも述べたように、現代の日本人は食べ過ぎ傾向のため、エネルギー過多なのです。エネルギーが不足しているなら食べるべきですが、多くの場合、不足していないのではないでしょうか。

そこにさらに食事で補給すると、むしろマイナス効果になります。身体が食べたものの消化に使うエネルギーというのは、想像以上に大きいのです。

だから、たとえばプロゴルファーは、試合中、昼食をとらず軽食に留めるのが一般的です。食べることで、消化にエネルギーを使われてしまうからです。集中力を研ぎ澄ましたいときには、あえて食べないのです。

職人にも、こういう人たちがいます。食べないとエネルギーが手に入らないのではなく、食べることによって集中力を失うほうがリスクであることを知っているのです。

ビジネスパーソンも、特に、前日の夕食が遅くなったときは身体に十分なエネルギーが満たされていることが多く、また飲み過ぎたときは無理に食べても内臓に負担をかけるだけです。
コンディションを高めるためには、盲目的に食べるのではなく、身体の声を聞き、それに合わせることが大事です。

POINT

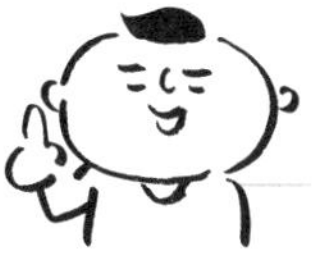

身体が欲していないのにエネルギーを補給してはダメ！
習慣で食べずに、必要に応じて食べよう

6

寝起き

朝から眠気に襲われる人は朝ご飯の「血糖値スパイク」を疑え

血糖値スパイクとは

しっかり朝食も摂ってきたのに、午前中から眠気が押し寄せる。そんな声が聞こえてくることがありますが、その不調の原因は朝食にある場合が少なくありません。

食べ過ぎは言うまでもないですが、適度な量であっても、たとえば菓子パンなど、糖分の多い朝食を選ぶと、血糖値の急上昇と急降下による「血糖値スパイク」という事態を招きやすいのです。血糖値とは、血液中の糖分の濃度のことです。

私は一時期、血糖値を測る機械で毎食後に自分の血糖値を測っていましたが、変化は一目瞭然でした。たとえば糖分が多く含まれている飴などを食べると一気に上がり

血糖値スパイク

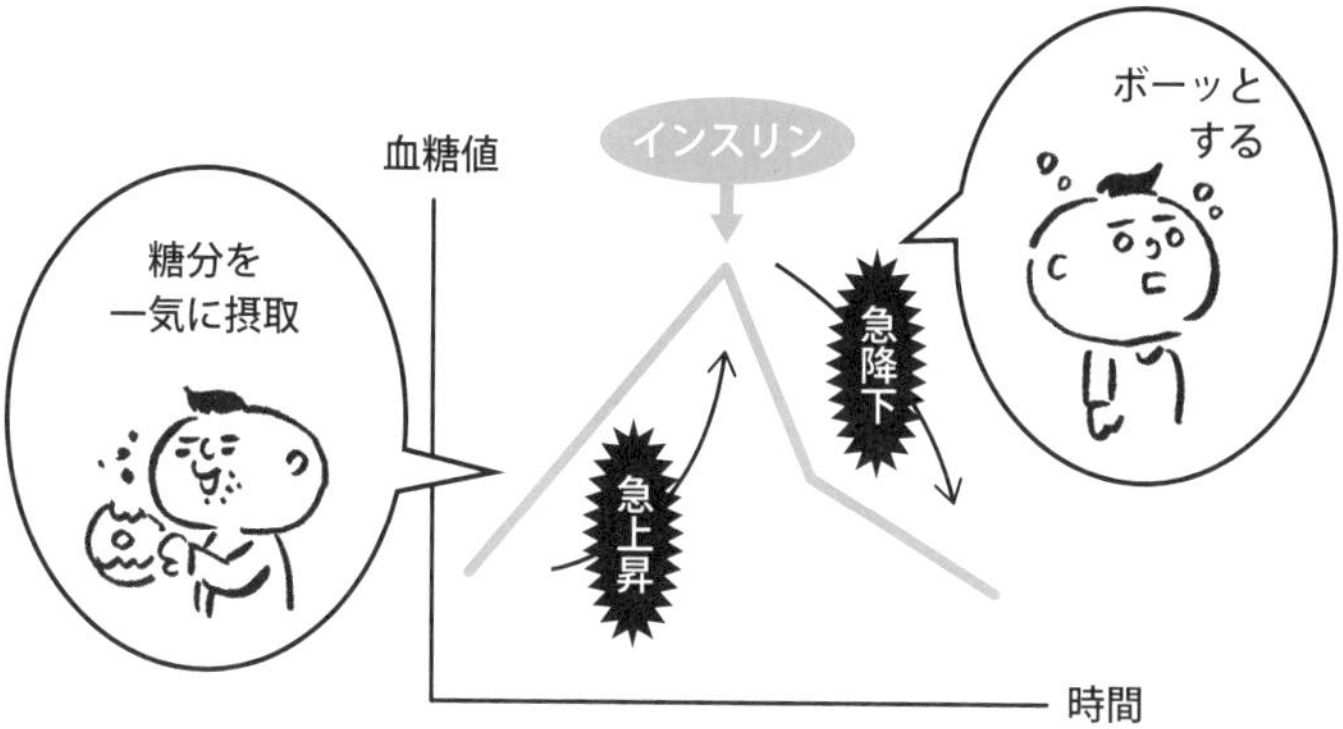

ます。

糖分は人間が活動するためのエネルギー源になるので、摂取しないわけにはいきません。ただし、摂取の仕方に注意が必要なのです。結論から言いますと血糖値は「緩やかに上げ、緩やかに下がるようにする」が鉄則です。

血糖値が上がると、テンションが少し高くなります。しかしその反動は必ずやってきます。インスリンというホルモンが、血糖値を下げようとするからです。

つまり、もし急激に血糖値を高くしてしまうと、そのあと急激に下がってしまうのです。この急な上昇下降を「血糖値スパイク」と呼びます。

「朝一から全力で仕事ができるように」と思って食べた朝食が、裏目に出て、午前中の眠気を誘う原因になることがあるのです。

だから、もし朝食を食べるにしても、なるべく血糖値を急上昇させないように注意する必要があります。

血糖値が上がりやすい朝食、上がりにくい朝食

毎日朝から甘いもの、つまり糖分が多いものを食べている人は意外に多いようです。たとえば菓子パンなどはわかりやすい例ですが、普通のパンにも高い糖質が含まれています。「ジャムやマーガリンをつけていないから平気」というわけではありません。

また、「甘い食べ物」だと思っている人は少ないかも知れませんが、白米にも多くの糖質が含まれています。「白米の朝ご飯」はなんだか健康的に見えますが、適量にしておかないと、血糖値を高めてしまうことは覚えておきましょう。少なくとも「朝、白いご飯を食べないと元気が出ない」という思い込みは消し去りましょう。身体が欲しているなら食べてもいいですが、食べなくてもまったく問題ありません。

私は、朝ご飯を食べないことも多いのですが、食べるのであれば、お味噌汁や野菜などの食物繊維など、腸内環境を整えられるものを食べるようにしています。お味噌汁は、豆腐、なめこ、ナスなど。野菜はトマト、白菜、レタス、アボカドなど。また、これに納豆を加えたりもします。植物性乳酸菌が多く含まれる漬け物も、腸内環境を整えてくれるのでいいでしょう。

　これらは糖分が比較的少なく、朝から血糖値を高くすることを防ぐことができます。腸脳相関という言葉もあるくらい、腸内環境が脳に及ぼす影響は確認されています。脳のコンディションを整える上で、食べ物の選択力をつけるのは必須です。

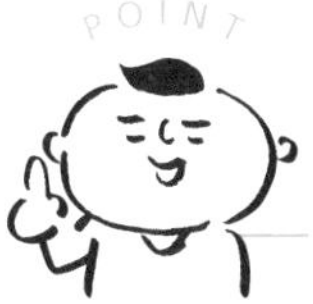

いくら睡眠をとっても、朝食の摂り方を間違えると朝から眠くなるから要注意！

7

寝る前

最高の睡眠品質へ高めていく寝室の作り方

社員の約半数が睡眠の悩みを持っていた

ここ数年は睡眠改善ブームともいうべきものが起きていました。睡眠の質の違いが、ワークパフォーマンスに影響を及ぼすことがわかっているため、睡眠研修や仮眠室を作る企業も増えています。

私が2015年にDeNAで行った調査では、全従業員の約半数が睡眠に関してなんらかの悩みを持っていることがわかりました。その後も多くの企業で調査してみましたが、この数値にほとんど差はありませんでした。それくらい悩みを抱えている人は多いのです。寝たい時間に寝られない。朝方、起きてしまう。起きたけれど、すっきりしない。日中、眠気を感じてしまう。

良い目覚め、朝のスタートをもたらすためには、良い睡眠が重要になります。眠りが浅い、疲れが取れないという人は、睡眠環境＝寝室の作り方に問題があることが少なくありません。

悩みを解消させるためには、日中の不要なストレスを取り除いたり、食事を改善する必要もあったりするので、睡眠環境を整えるだけでどうにかできるわけではありませんが、できる工夫はいくつかありますので、ここで5つご紹介しましょう。

その1　遮光

まずは、カーテンです。寝るときに外光が入らないよう、カーテン等での遮光を徹底することです。寝るときに真っ暗にすることは、基本中の基本。

カーテンを閉めないで寝て、日の出とともに起きたいという人も中にはいますが、深夜でも月の光があり、これも立派な外光となります。遮断しておかないと、睡眠の質を下げてしまうことになるでしょう。だから、できるだけ真っ暗にする。

もし寝室が、自分の眠っている時間に光が入ってくるような状態であれば、まずカーテンで遮光を徹底するほうがいいでしょう。

その2　遮音

遮音のポイントは、無音でもなく、騒音でもない、適度な音が深い眠りにはいい、ということ。無音こそが最高の睡眠環境だと思って遮音にこだわる人もいますが、何も音がしない部屋で寝ると、ちょっとした音が気になり眠りづらくなったという人もいます。[注1]

もちろん騒音は問題外ですが、遮音し過ぎることなく、適度な音が聞けるくらいの遮音性が理想です。それこそ、リゾート施設で人がよく眠れるのは、森の音、風の音など適度な音が聞こえてくるからです。

部屋が静かすぎるから眠れていないのではないか、と心当たりのある読者は、あえてすこし音をさせてみましょう。たとえばＹｏｕＴｕｂｅで「自然の音」「睡眠」などと検索すると、いくつかの動画が見つかります。これらを、一番小さなボリュームにして流してみるのもいいでしょう。

［注1］
「健康づくりのための睡眠指針２０１４」（厚生労働省健康局、平成26年3月）、Ｐ37参照。
http://www.saitama-u.ac.jp/hoken/

その3　香り

好きな香りをいくつか用意して、状況に合わせて使い分けることも効果的です。嗅覚は、五感で最も敏感だと言われています。

香りを部屋に充満させる方法はいくつかありますが、たとえばお香は換気の問題や火の気の心配があるので、やはりアロマオイルなどを使うのがいいでしょう。

どの香りが眠りに効くのかは人それぞれなので、一概には言えません。いろいろ試していく中で、日中に好きな香りと、寝るときに好きな香りを分けていく。日中好きな香りが、交感神経に効く香りだとすると、夜はリラックスする副交感神経に効く香りをチョイスするなど、最も寝付きやすい香りをコントロールするといいでしょう。

その4　温度と湿度

温度と湿度のコントロールも大事です。温度については、ここで改めて言及する必要はないでしょう。熱くて寝苦しいという経験は誰にでもありますよね。エアコンや扇風機を適宜使い、寝る前の1時間くらい前から、室内を眠るのにベストな状態に作っておくのです。

意外に見落としがちなのが湿度です。マメではない人は特に、布団をずっと干していなくて、じめじめした寝具で寝ていることがあります。気にならないと思っていても、身体は敏感に不快を感じ取っていることがあります。

そういう人は、週末にちょっと干すだけで、まったく睡眠の質は変わります。今は、安価な布団乾燥機も売られていますので、活用するのもいいでしょう。

清潔感もそうですが、干すことでマットレスや布団の状態が変わり、睡眠の質が変わるものです。

その5　寝具

意外にできていない人が多いのが、枕やマットレスの正しい選択です。自分に合った枕、マットレスを見つけることも重要です。

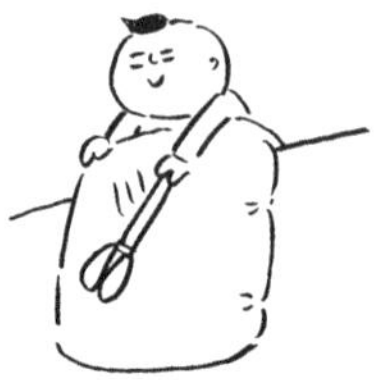

今はデパートや寝具店などで、自分の骨格に合わせた枕を作れたり、体型や寝るクセに合わせてマットレスを選べたりします。睡眠は毎日の積み重ね。自分に合ったものを使っている人と、そうでない人とでは、身体への負担が大きく変わっていきます。

枕とマットレスで良いものを選ぶと、総額で10万円以上の出費になることもありますが、毎日使うものですから、投資対効果は高いです。それこそ、3年間、365日使うことを考えれば、1日あたりの出費は100円ほどです。

POINT

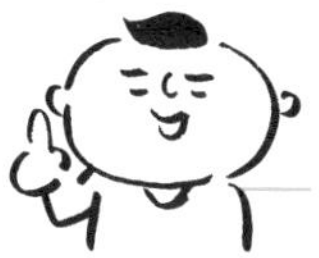

仕事道具やスーツにお金をかけるのと同じ感覚で、寝具にもこだわろう

8

寝る前

深部体温を高め寝付きを良くする

体温が下がり始めるときに寝つきやすい

寝たくても寝られないというストレスは翌日の仕事にも響くので、すぐに解消させたいです。どうにも寝付きが悪いという人にお勧めなのが、「深部体温」の調整です。深部体温とは、脳や内臓など体内の温度の事です。人間は、「深部体温」が下がり始めるときが、もっとも寝付きが良いと言われています。つまり、その状態を作るようにすればいいのです。

寝る1時間から30分前くらいに「深部温度」を一時的にちょっと上げておくのです。

たとえば、ぬるめのお湯のお風呂に入って、じわじわと体温を上げておく。そうすると、就寝時に向けて深部体温が下がりやすくなって、寝付きやすくなります。

冷たいもので首のあたりを冷やす

時間がなくてお風呂で深部体温が上げられなかったとしたら、保冷効果のあるまくらやシート状の冷却剤、ハンカチで巻いた保冷剤などで、頭や首のあたりを冷やすのも有効です。深部体温はスッと下がりやすくなります。人体の生理学的に、寝るときに体温が下がるという特徴を活かした方法です。

深部体温の下がり方は、人によって違います。どうすれば、心地よくすんなり寝入りできるのか、自分で調べて調整法を編み出せるようになると楽しめます。

お風呂も1時間から30分前と書きましたが、人によってはもっと時間があったほうがいい人もいるし、そんなに時間がいらない人もいる。自分なりのベストな方法を模索してみることです。

やってはいけないのは、深部温度が下がりにくい状態にしてしまうことです。寝る直前には、交感神経が優位になってしまうため、熱いお風呂に入るよりも、ぬるいお

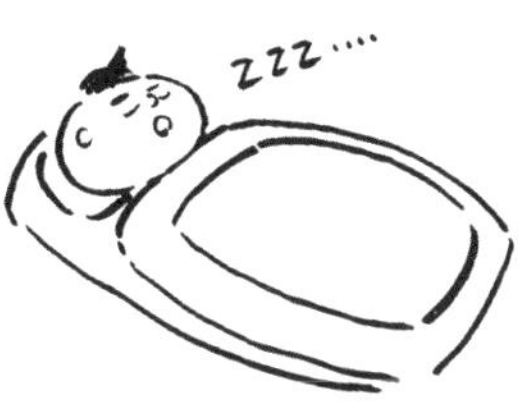

風呂に入ったほうがいい。お風呂と首を冷やすのを同時にやってもいいでしょう。深部体温を下げる、自分に合った方法を見つけてみることです。

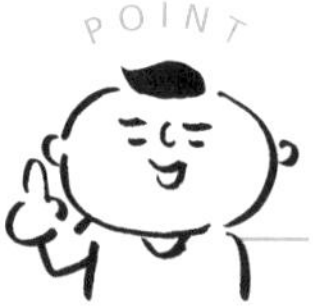

入眠をスムーズにするためには入浴時間を戦略的に考えよう

9

寝る前

高いテンションや雑念を落とすルーティンを身につける

寝る前に頭の中の不純物を片づける

疲れているときやメンタル面の負荷が高いときには、悪い夢を見るなど、眠りの質を落としがちです。また、寝る直前までパソコンを開いて仕事をしていて、考え事で頭を使っていると、寝付きにくくなったりすることもあります。

こういうとき、大事なことが、**寝る前に脳内に入れる情報のコントロール**です。精神的に辛かったり、テンションが上がってしまっているときは、しっかりと睡眠に入るためにも、一度それらを落とさなければいけません。そうすることで、寝付きやすくなったり、睡眠の質を高めることができます。

就寝前の読書はお勧めしない

「だったら寝る前に読書をしよう。本を読んで心を落ち着かせれば、快眠が得られるのでは」と考えた方もいるかもしれません。でもそれは、あまりお勧めはできません。本を読むという行為はそれなりに頭を使うからです。

ここで大切なのは、自分の副交感神経が優位になるようにすることです。たとえば私の場合、頭を使わないでも鑑賞できるテレビを眺めたりします。賑やか過ぎたり、考えないといけないような映像だと逆効果ですが、何も考えずに見られる映像なら頭の中に溜まっていた思考のエネルギーのようなものがどんどん消えて行きます。

ちなみに私がよく見ている動画の一つが、福井県にある永平寺の禅僧のドキュメンタリーです。NHKで以前放映したものですが、人気が高いようで何度も再放送がありました。

『今』を大切にする禅僧の生活を見ると、自然と心が落ち着き、すっと眠りにつきやすくなります。禅僧のように、感情の起伏が少ないまま、1日を過ごすことができたらとてもいいな、とお手本にしています。

映像を見る場合は、スマートフォンやタブレット、パソコンなどのブルーライトで覚醒してしまうと逆効果なので、そのあたりは注意しましょう。

また、私はたまたま映像でしたが、音楽が有効に働く人もいます。海の音など、自然音がいいという人もいます。

忙しい人ほど、クールダウンすることは重要です。とりわけ、寝る前のクールダウンは、睡眠にも大きな影響を与えます。

いろいろ試してみながら、睡眠時に理想的な脳内の状態をつくることで、翌日気持ち良く起きられるようになります。

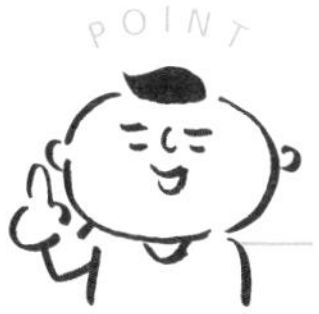

脳は急には止まれない。寝る前に減速してあげる習慣を身につけよう

10

寝る前

寝る前に乳酸菌を摂り朝までに腸内環境を整える

胃腸の調子が良ければ脳の調子も良くなる

一般的には「寝る前には何も摂らないほうがいい」と言われます。固形物は、睡眠中でも消化に負担がかかり、睡眠の質を下げるからです。

しかし、心地よい朝を迎えるという観点から、寝る直前に私があえて摂るようにしているものがあります。それは、植物性乳酸菌です。これによって、翌朝の胃腸の調子がとても良くなるからです。

腸内環境を良くすることは、ビジネスのパフォーマンスに大きく関係します。胃腸の調子が悪ければ、気になって仕事に集中できなくなるのは当然ですが、それだけではありません。53ページでも触れた腸脳相関という関係があるのです。ですから寝る前に限らず、乳酸菌や食物繊維など、腸内環境にプラスに働く成分を摂取することは健康だけでなく、仕事をする上でのコンディションを高めることにつながります。

腸内環境の研究者から聞いた話では、寝ているときが、最も腸内細菌に対して働きかけやすいようです。だから私は、腸に届きやすいと言われている植物性乳酸菌を毎晩、寝る前に摂取しています。

私がよく飲んでいるのは、カゴメの「ラブレ」です。ラブレは液体のため特に胃腸への負担を感じていません。

DeNAの腸内環境プロジェクト

カゴメに協力してもらい、DeNA社内で「腸内環境プロジェクト」を推し進めたことがあります。社内で希望者にサンプルを渡して、継続的に飲んでもらったのです。社内を歩いていると、顔や名前を知らない社員から「あのときのプロジェクトで、本当に体調が良くなりました」と声をかけられたりもしました。

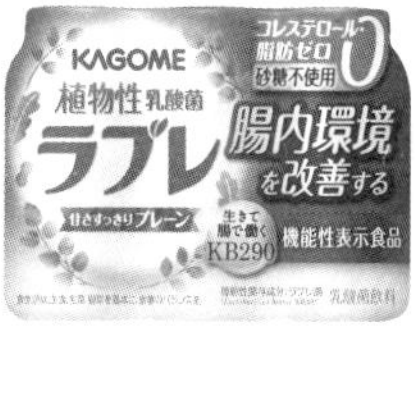

カゴメ
「植物性乳酸菌 ラブレ」

腸内環境のサポートをすると、これほどまでに社員に喜ばれるのか、と驚きました。胃腸の状態によって集中力が乱れるようなことがなくなったばかりでなく、肌の質感にもプラスに働く美肌効果もわかってきたという論文も出てきています。[注2]

また、カルピスの「L92」も飲んでみました。社内では、森永製菓の「たべるシールド乳酸菌®」タブレットを使ったプログラムも実施しました。

ただしこれらの商品に限らず、万人に最適なものはありません。腸内環境は人それぞれですし、同じ人でも食生活により日々変化しています。気になる商品があれば少しの期間継続してみて反応をみてみましょう。いろいろ試しているうちに、自分に合う商品が見つけられるかもしれません。過度な期待は禁物です。コンディションの変化を観察しながら、楽しく菌活してみましょう。

[注2]
『薬理と治療』vol 48、no6、2020年

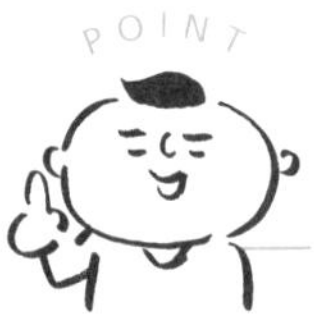

乳酸菌はビジネスパーソンの強い味方！

11 仮眠

生産性を上げる上手な仮眠の取り方

昼食後の眠気は「仮眠」で対応したほうがいい

昼食後に眠くなり、午後の集中力が低下しやすい、という悩みをよく聞きます。その場合は、仕事のための仮眠を取り入れることを勧めています。睡眠といえば、夜だけではなく、昼間の「仮眠」も大きく注目されているところです。

仮眠が生産性に寄与することは、有名になりつつあります。NASAによる研究では、認知能力が34%、注意力は54%も向上したことがわかっています。

午後、昼食後に眠気を感じたけれど、そのまま頑張って眠い目をこすりながら働くことが非効率だというのは、もうすっかり一般的になってきているのです。

DeNAにも仮眠ができる4つの個室を設置しましたが、健康経営に取り組む企業では、同様の取り組みが行われています。これは、仮眠が生産性にプラスに働くことを認識してのことです。

上手な仮眠のコツ

仮眠の基本は15分程度。どんなに長くても30分以上眠らないことです。そうすることで、午後の仕事に集中しやすくなります。

長い仮眠は、自律神経の乱れにつながり、夜の睡眠の妨げになったり、アルツハイマー型認知症の危険性を2倍に高めると言われています。[注3]

仮眠はしたいけど寝過ごすことが心配な人は仮眠前にカフェインを摂取しておきましょう。カフェインが身体に効き始めるまでには時間がかかるので、眠るときの邪魔にはならずに、少ししてから目覚めやすくなるのです。

また、仮眠室を使える環境にあるビジネスパーソンは、まだごく一部だと思います。読者の多くも、仮眠をするとしたら机になるでしょう。机の上で突っ伏して仮眠を取

[注3]
Asada, T., Motonaga, T., Yamagata, Z, et al.: Associations between retrospectively recalled napping behavior and later development of Alzheimer's disease: association with APOE genotypes. Sleep 23 (5): 629-634, 2000

正しいデスク仮眠の姿勢

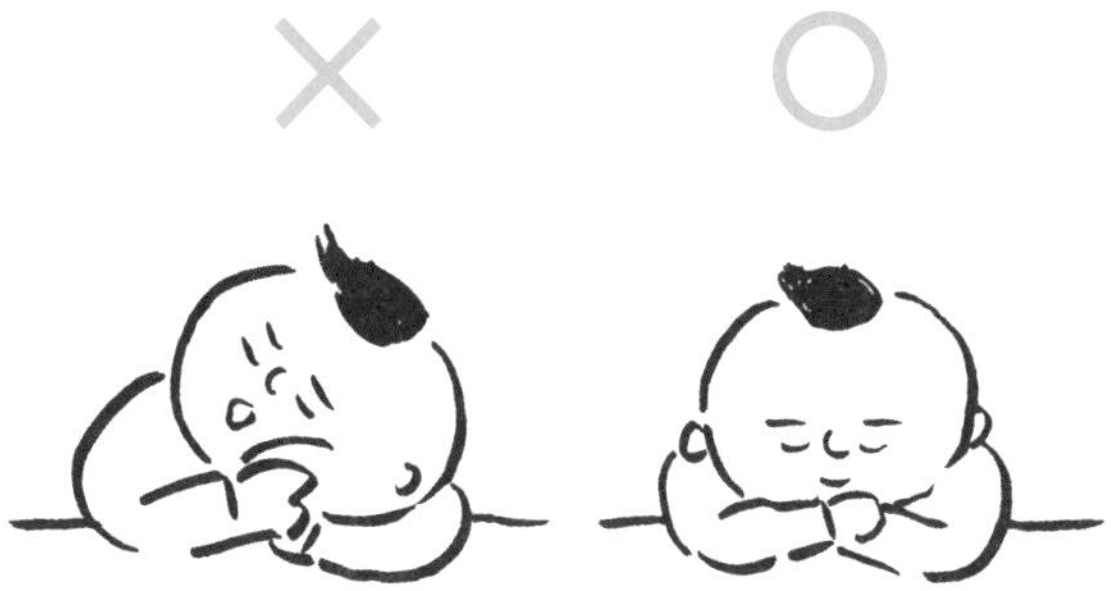

る場合は、顔の向きを下にすることをオススメします。横に向けてしまうと、それが原因で首に負担をかけてしまい、身体のゆがみにつながる恐れがあるからです。

リモートワークで仮眠の上手い下手が分かれる

新型コロナウイルスの影響でリモートワークを取り入れる企業が増えました。その結果、自宅で仕事をする機会が増えたので、仮眠はぐっとしやすくなったと言う人もいるでしょう。それ自体は大変喜ばしいことですが、注意しなければならないこともあります。

一つは、自宅のベッドで寝ないこと。机での仮眠に留めることです。ベッドだと深い眠りに入ってしまいやすいので、要注意です。

加えて、仮眠を行う際は、私は16時までに行うようにしています。夕方以降に行うと、夜の本睡眠に悪影響を及ぼすこともわかっているからです。

睡眠について、さまざまに情報発信をしていったこともあって、DeNA社内のライフスタイルアンケートでは、「睡眠の悩みや睡眠による生産性の低下」が減じているというデータが出ています。睡眠リテラシーを上げることは、社内でもとても喜ばれた取り組みでした。

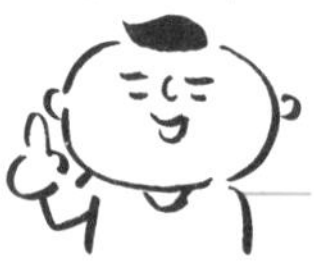

うたた寝は仕事の生産性を落としますが、日中の仮眠は生産性を高めます!

第2章

「食べ方」&「飲み方」

「良好な体調」と「疲れづらい身体」も手に入れる

人は、食べることでエネルギーを摂取しています。

エネルギーがなければ、動くことも、働くこともできない。これは、ガソリンを入れないと車が動かないのと同じです。

車と違うのは、毒でなければ、だいたい何を食べても人体は動けてしまうこと。

ガソリン車にディーゼルオイルを入れてしまうとエンジンは止まります。

でも人の身体は高性能なので、栄養のバランスが偏っている食事でも、身体に悪い添加物でも、それらを摂取すると動けてしまうのです。

だからでしょうか、食べ物、飲み物に対して、あまりにも無自覚・無頓着の人が多いのです。

でも言うまでもなく、摂取するものによって、人体が発揮できるパフォーマンスには大きな差がつきます。害のある物を避け、無駄な量を避けるだけで、機能を落とさずに仕事をすることができます。

そのためのいくつかのヒントを、ここでご紹介しましょう。

1 食べ方 ベジファーストの鉄則

食べる順番で身体への影響が変わる

食事に関して多くの人が課題に感じているのが、食後の眠気です。どうして眠くなってしまうのか、ぼんやりしてしまうのか、と。「昼食の後に眠くなったら仮眠をとればいい」と先に書きましたが、ビジネスパーソンの誰もが仮眠をとれるわけではありません。

そこでポイントになってくるのが、実は「食べ順」です。私がお勧めしているのが、**「まず野菜から食べる」**というベジファーストです。

食べ順を間違えてしまうことによって、急激な血糖値上昇を引き起こし、その後の眠気につながっているのです。
だから、野菜から食べる。血糖値の上昇を防ぐには、まず野菜を食べることが有効です。野菜を最初に食べて、糖分の摂取を後半にまわすことによって、食後の眠気が感じづらくなるのです。

まず食物繊維を身体に吸収させれば血糖値は急上昇しない

どの順番に食べていくかは、血糖値の上下動を左右します。野菜を最初に食べると、身体はまず野菜を吸収します。レタスなど葉もの野菜は糖分が多くありませんから、血糖値が一気に上がるようなことはなくなるのです。

野菜を食べ、次にお肉やお魚などおかずを食べ、それから白米を食べる。その順番にすると、まったく同じものを食べていても、血糖値の上昇が緩やかになります。上昇が緩やかなら、落ちるのも緩やかになります。

この「食べ順」を知らないと、気づかぬうちに損してしまいます。知っていれば、誰でもいつでもできることです。食べ順を知らないことで、食後の眠気に襲われてし

ベジファースト

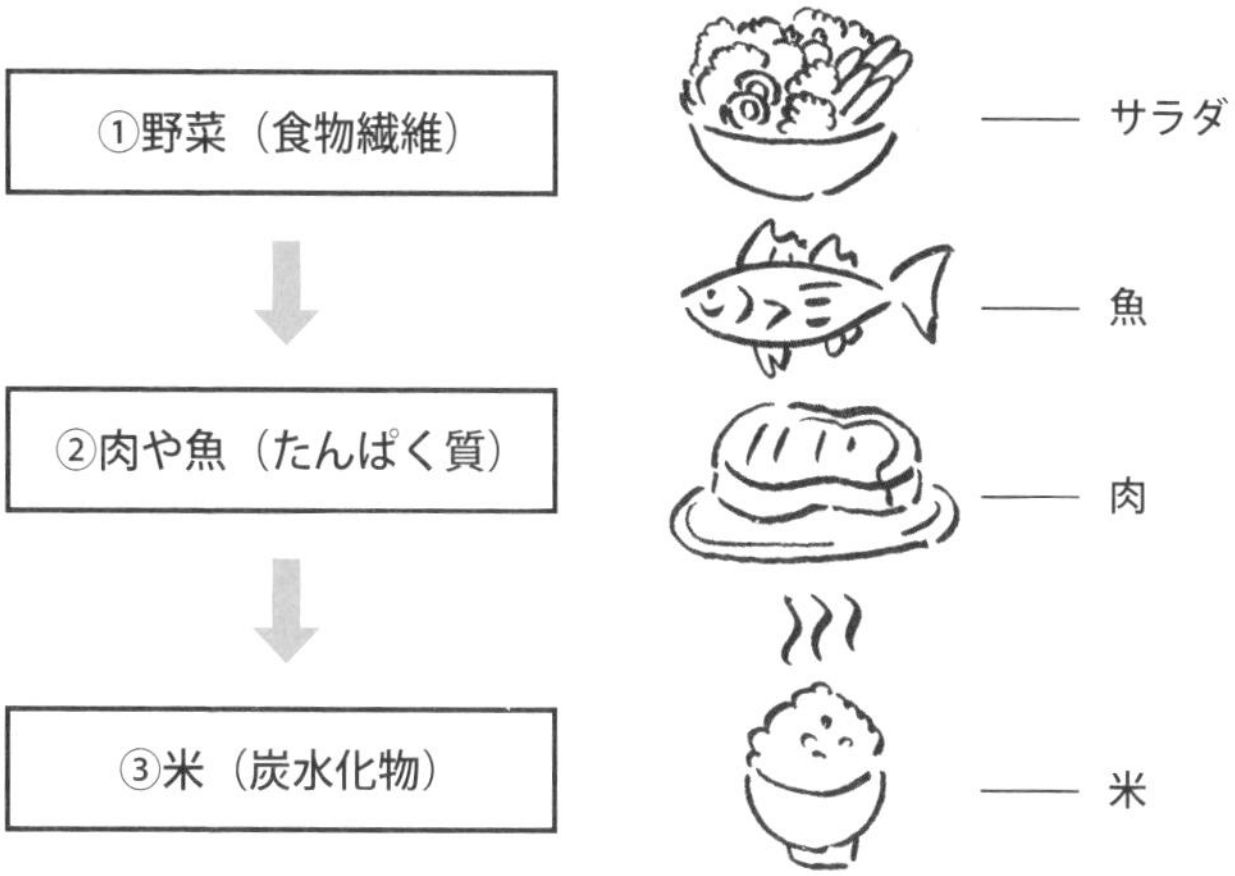

まう人もいるのです。

　いきなり白米を食べたりせず、血糖値を意識するようにします。そして、必ず毎食、野菜をとるようにする。ベジファーストを意識し、食物繊維を積極的に摂るようにするのです。

　もし、糖質の高いものしか食物がなければ、よく噛んで食べることです。**時間をかけてたくさん噛む。**それだけでも血糖値の急上昇を抑えることがある程度可能です。

　ちなみに、ベジファーストは「ばっかり食べ」つまり**「最初に野菜を全部完食してから、次の料理を食べる」**

食べ方です。「三角食べ」つまり「野菜→おかず→白米→野菜→おかず→汁物」を少しずつ順番に食べていく食べ方ではないことを、念のため付け加えておきます。

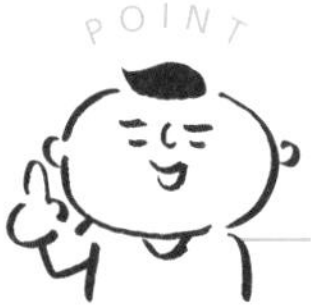

「ばっかり食べ」はマナーが悪いと言われることもありますが、自分の食べ方は自分で決めよう！

2

食べ方

できるビジネスパーソンのお米の食べ方

お米と元気の関係

米は日本人の心。

そんな言葉も聞かれるくらい、日本の主食として認識されているのがお米＝白米です。ちょっと体調が悪くなったり、元気がないと感じたときに、「そういえば最近、お米を食べていないな」と思い出し、白米を食べようと考える。そんな経験をされたことがある人も多いと思います。

でも、結論から言ってしまうと、**日本人だからといってお米を食べると元気になるという科学的な根拠はありません。**食べなくても平気です。

私は最近、体重を増やしたいと思っているので積極的に白米を食べています。しかし、そういう目的がなければ、特に無理して1日3食で毎回米を食べる必要はありません。

もちろん、「おいしいから食べたい」と身体が欲しているなら食べても良いでしょう。しかし、「お米を食べないと元気にならない」「野菜やお肉ばっかりだとバランスが悪い」と考えて、食べたくもないのに口にしているならやめたほうがいい。それは単なる思い込みです。

そしてもし食べるなら、先に述べたように、血糖値を急激に上げないよう、ベジファーストで、よく噛んで食べましょう。

替えられるなら雑穀米がお勧め

また、もしお米が玄米などを選べるのであれば、血糖値という観点からは玄米、もしくは雑穀米がいいでしょう。

これらの雑穀米は血糖値に関係するＧＩ値が白米よりも低いことや、健康的な食べ物を選択することで主観的健康感が高まるといった、ポジティブな効果が見込めます。

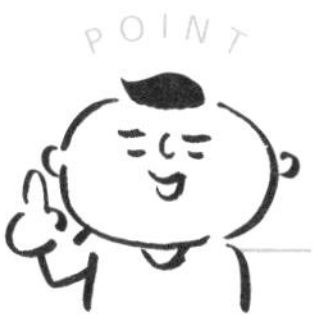

お米も「食べたい」ときに食べましょう。惰性で食べるのは禁物です

3

食べ方

脱調味料で口内のストレスを減らす

濃い味付けは仕事のパフォーマンスを落とす

眠くはないけれど、食後は集中力が失せてしまう。

ぼんやりして仕事が手につかない。

そんな食後のパフォーマンス低下を気にしている人にはもうひとつ、できるだけ味付けの薄い食事をお勧めしています。なぜなら味が濃いものは、口の中の不快感やストレスを生み出し、知らず知らずのうちに集中力を削ぎやすいからです。

基本的には、食後にも仕事があるランチなどでは薄味のものを食べるべきですが、このときに併せて注意したいのが調味料。

たとえば、中華料理店でギョーザを食べるとき、ほとんどの人が無条件に醤油、お酢、ラー油を使います。その後に仕事がないのならいいのですが、まだ仕事をするなら、できれば何もつけずに食べることが望ましいです。

そもそも飲食店のギョーザには、何も味を足さなくても、十分味付けがされているので、そのままおいしくいただくことができます。お店によっては何もつけなくても濃いなと感じることがあるくらいです(私の舌が敏感すぎるのかもしれませんが)。

私は、食のミニマリストを目指しています。なぜなら日本の食には「足し算」が多いからです。それによって、不健康になっていく可能性があります。だから、なるべく足さない。**引き算は、健康では王道です。**

私はお昼によくサラダと蕎麦を食べますが、サラダはドレッシングはかけずに別皿で持ってきてもらいます。また、お蕎麦はめんつゆをつけずに食べることが少なくありません。蕎麦だけを食べるのです。でも、これでも十分においしい。むしろ、本当の蕎麦の風味を楽しめます。

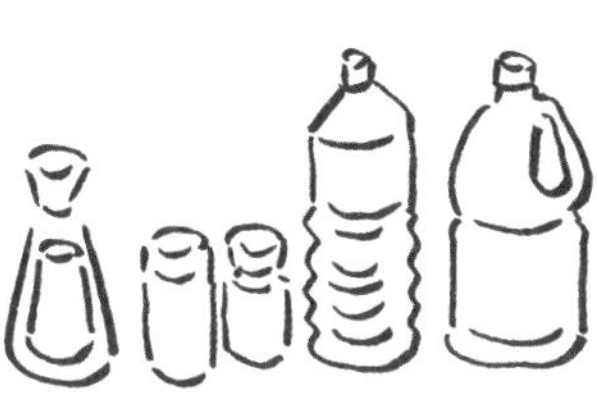

「濃い味付け↓ドリンク」の負のスパイラルは最悪

薄味にこだわれば、自然と糖分の摂取量も少なくなるので血糖値も上がりにくくなります。また塩分も少ないので高血圧にもなりにくく、いいことずくめです。ですから、食後に仕事が控えているか否かにかかわらず、できるだけ料理は薄味志向でいることが、自分の身体のコンディションを保つ上では大切です。

とりわけ街の居酒屋では、味付けの濃いものが多いので気をつけなければいけません。その理由はシンプルで、味を濃くすることで、飲み物が進むから。たくさん飲んでもらえるからです。

その意味では、意図せず不健康に、さらには二日酔いになっている可能性もあります。飲みたくて飲んでいるのではなく、しょっぱいから口の中の火消しをするために飲んでいるということです。

また、食べ始めると止まらないお菓子も同じです。お菓子を食べて、口の中をスッキリさせるために炭酸飲料を飲むなどの行為は、まさに負のスパイラル。

できるだけ薄味にこだわること。舌に違和感をもたらす化学調味料には気をつけること。濃い味付けは血糖値を上げたり、血圧を上げたり、不快感をもたらしていることに気づくこと。知っておいていただけたらと思います。

いろいろ食べた後に舌の観察をしてみると思わぬ発見があるかもしれません。天然素材ほど、舌はスッキリとし、ジャンクフードは舌にピリピリ感など不快感が残りやすいです。

健康になるお酢と普通のお酢

調味料に関する豆知識をひとつ。腸内環境にいいとされている菌はたくさんありますが、そのひとつが酢酸菌です。だからでしょうか、「健康になるために、積極的にお酢を摂っている」という方にお会いすることがあります。

その考え方自体は間違っていないのですが、実は市販されているお酢の多くには酢酸菌が入っていないことをご存じない方もいるので注意が必要です。製品化する過程で、酢酸菌が取り除かれてしまうからです。

健康目的でお酢を摂りたいなら、酢酸菌が入っているものを選びましょう。ちなみに私は鹿児島県霧島市にある坂元醸造の酢を愛用しています。

POINT

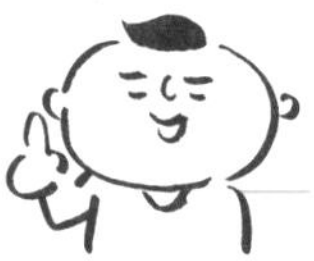

調味料の味ではなく食材の味を楽しむことで、身体の調子も良くなります！

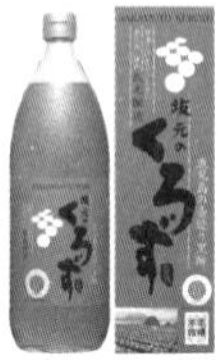

坂元醸造
「坂元のくろず」

4

食べ方

食べ過ぎを防ぐ秘密兵器「ごま油」

「食べ過ぎ」は「食べない」よりも問題

おいしいものは、ついつい食べ過ぎてしまいます。そして食べ過ぎてしまうと、胃もたれになり、どうしてもその後の仕事のパフォーマンス低下を招きます。

何度も触れている通り、ビジネスパーソンのコンディションを高めるためには、「何を食べるか」より、むしろ「いかに食べないか」という視点を重視すべきなのです。

食べ過ぎないよう、自分でコントロールすることは、パフォーマンスを下げないための大事なスキルと言えるでしょう。

そのための基本はなんと言っても、よく噛むこと。ゆっくり時間をかけることで、満腹中枢が反応し空腹感がおさまりやすくなります。噛めば噛むほど唾液も出やすくなります。早食いはできるだけ避けましょう。私もいつの間にか早食いになっていることがあり、なかなか直せません。

擬似的に満腹感を感じられるごま油

わかっちゃいるけど、たくさん食べてしまう、そんなお悩みを解消するためには、良質のオイルを摂取するなどして、食欲をコントロールするのが、一つの方法です。オリーブオイルや亜麻仁油も普段摂りますが、たとえば「ごま油」で言うと、私は愛知県蒲郡市の竹本油脂のごま油を常に持ち歩き、サラダにかけたり、お味噌汁に垂らしたりして、空腹感を早い段階で解消させるようにしています。ごま油をかけるだけで、味も風味も良くなって、満腹感が早くやってくるのです。

朝、白米を食べたいけれど痩せたい、血糖値を上げたくない、という人がいたので、お味噌汁にごま油を入れて飲み、20秒待つことをアドバイスしたところ、お腹が膨れたような感じがして、その先に手を伸ばしづらくなった、という声をもらいました。

ごまの健康効果は医学的にも注目されています。私はかなりごまを摂っているからか、乾燥肌だったのが、潤いも出てきました。

ついつい食べ過ぎてしまう。お腹いっぱいの感覚を味わいたい。そんな方は一度、「ごま油」生活をおためしください。もちろん他の食品同様、摂り過ぎには要注意ですが、小さじ1杯程度の量でしたら毎食使っても大丈夫です。

POINT

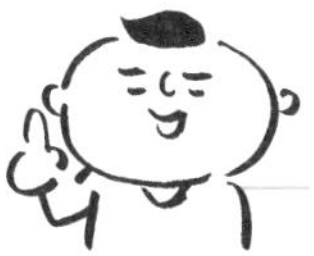

風味豊かで満腹感を得られるごま油は、食べ過ぎに悩む人の強い味方です

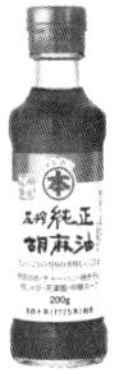

竹本油脂
マルホン「圧搾純正胡麻油」

5 食べ方

どれだけ忙しくても ご飯はデスクで絶対食べない

オフィスワーカーに多い「デスクランチ」

せっかく摂っているのに、元気がちっとも出ない。そんなランチがあります。「デスクでご飯」です。これは、**最悪の選択だと私は思っています。**

DeNAもそうですが、IT企業はパソコンだけでも仕事ができますから、1日中デスクにいる人も多い。弁当だけ買いに出たり、人によっては同僚に買ってきてもらって、ずっとパソコンをいじりながら食べていたりする。あるいはカップラーメンを机の下に買い置きしておいて、トイレに行くついでにお湯を入れてきて、お昼に席で食べている、という光景もよく見かけました。私は健康経営を進める上で、このような習慣をどうすれば変えられるかを常々考えていました。

時間短縮になり、それが生産性を落とさないワークスタイルだと思っているようでしたが、そんなことはないのです。むしろ、やがて生産性を下げていくことになる。一見、便利で簡単に見える裏には、不健康が潜んでいるのです。

1メートルでもいいのでデスクから離れる

なぜデスクでランチは避けたいのか。一つ目の理由は、デスクは仕事の場だと脳が認識していることです。脳は場所で「何をすべきか」を覚えているので、仕事場で食事を摂ると、リラックスできず、緊張感を残します。食べているものの消化にも悪影響を及ぼしかねません。

これは、「ベッドではスマホを触らない」という教えと同じ考え方です。ベッドの上でスマートフォンを使うと、本当はそこは寝る場所なのに、脳に「仕事をする場所だ」とインプットされ、寝付きが悪くなったりするのです。

だから、ランチのときにはデスクから離れたほうがいい。どんなに忙しくても、食事はデスク以外で行うことを勧めています。お店に行かなくてもいいのです。1メートル離れるだけでもいい。

そして席を離れず、気分転換もできないので、メンタルマネジメントも難しい。実際、デスクを離れずランチをしている人の中には、イライラしたり、落ち込んでいる印象の人たちが少なくありません。これでは、パフォーマンスも低下します。

移動により身体を動かすことでコンディションを調整する

デスクで食事をしてはいけない理由は他にもあります。自席で身体を留めていると、血流が停滞しやすくなるからです。

言うまでもないことですが、身体を動かしているときのほうが、発想力も豊かになりやすいのです。だから積極的に身体を動かしたいのです。さらに、血流が停滞することで腰痛や肩こりになりやすく、生産性を落とす要因をつくることになります。シリコンバレーの企業には、会議室にランニングマシンを置き、歩きながら会議を行う企業もあるくらいです。

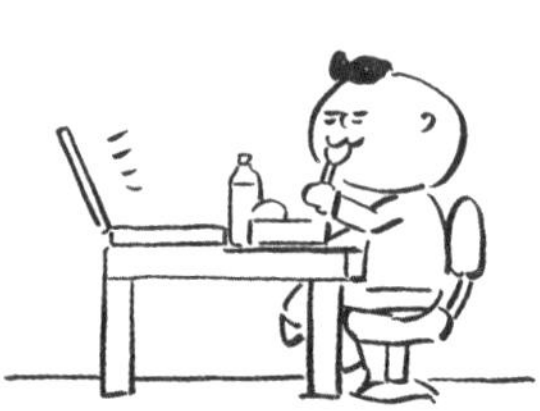

ちょっとした食事でもカフェに行ったりして、息抜きとしてランチタイムをうまく使うようにしましょう。

また、先に血糖値について書きましたが、食べたあとにすぐ動くことで、実は血糖値の低下は緩やかになるのです。その動きがないと、血糖値は上がったままで、急降下していく可能性が高くなります。

ランチを戦略的に活用する

コンディションとは直接関係ありませんが、ランチは心がけ次第で、単なる栄養補給ではなく、ビジネスの武器として使うことが可能です。

DeNAでも、いつもデスクで食事をしていた人に、ランチはなるべく同僚と一緒に行くようにと勧めたところ、新たな人間関係が生まれ、仕事がしやすくなったという話を聞いたこともあります。有名なエピソードとしては、GoogleのGmailは、社食での雑談から生まれたという逸話があります。

ビジネスパーソンのコンディション低下を招き、新しい出会いや発見に遭遇する機会をなくす「デスクランチ」は、絶対に避けるべきでしょう。

どうしてもデスクから離れられず、お腹が空いたなら、ひとまずガムを噛んでその場をいったんしのぐというのも、ひとつの選択です。

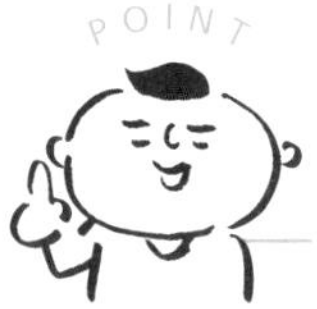

仕事をするときはする、食事を摂るときは摂る。
その切り替えが大事です

6

食べ方

ビジネスパフォーマンスを落とさないために食事時間を工夫する

お腹が空いていない時間に無理に食べない

規則正しい生活を送れば健康になれる。そんな言葉を、皆さんも一度は聞いたことがあるでしょう。そしてまじめな人ほど、朝昼晩、7時、12時、19時など、毎日同じ時間に食事を摂ることを自分に課しているようです。

でも、そんな規則正しい生活にもかかわらず、取り立ててコンディションが良いわけではないと感じている人も多いのではないでしょうか。

時差ぼけを防ぐため、起床時間を規則正しくすることには私も賛成です。しかし、食事の時間を規則正しくすることには、私は関心がありません。それで問題がない人はいいのですが、人によってはその規則正しさがコンディションを落とす原因になっている可能性もあるからです。

毎日、同じ行動を繰り返していることは、習慣としてラクチンなのですが、コンディションを高める上でもっと大事なことは、自分のそのときどきの状況に合わせていくことです。お腹が空いていないのに、決まった時間が来たからといって無理に食べることは、かえって身体の負担になるのです。

人間の身体は、その日の体調や季節、気温などに常に反応しています。それなのに、杓子定規に時間を決めてしまうことは、身体の摂理に合っていないことをするようなことになりかねません。

食事を摂るのに最適な時間はいつか。その答えは「腹が空いたな」と思った時間です。そのときどきの自分に合わせて、食事のリズムを調整することが大切です。

空腹のほうが仕事は捗る

そもそも論として、お腹が空いていなければ、食べる必要はない。これが、私の考え方です。食べるか食べないかを選べるのであれば、食べないという選択をしています。

ただ、たとえば昼食を3時に食べてしまうと夕食に響きますから、そんなときには、お昼にバナナを食べるなど軽く済ませるといった工夫も必要です。また、夕食は、就寝までに胃の中を軽くしておくために、寝る2時間前までには済ませると良いでしょう。

私が感じているのは、そもそも日本人は過食だということです。食べ過ぎで、エネルギー過多になっている人が多く、1日や2日食べなくても平気な人ばかりです。私の周りには定期的に断食を行い、減量はもちろん集中力が高まり仕事にプラスになっているという人も大勢います。

毎日3食食べなければいけない、というのは、思い込みです。

先にも触れましたが、食べないほうがパフォーマンスが上がるケースも多いのです。野生動物に関して、ライオンやトラは、お腹が空いているとき以外は食べません。お腹いっぱいだと獲物を追いかけに行けない。飢餓感があるほうが、むしろ集中力が高まるのです。

満腹時と空腹時、どちらのほうが生産性が高いのかといえば、ほぼすべての人が空腹時だと思います。お腹が空き過ぎてイライラするのは問題ですが、満腹感があるときに、すごくいいアイデアが出やすい、仕事が充実する、というのはあまり聞こえてきません。

食べないといけない、という思い込みを、まずはなくすことです。

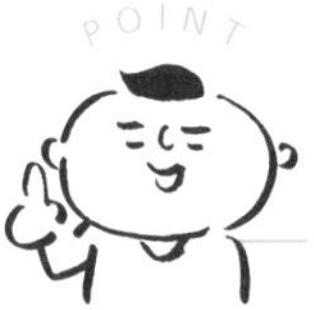

肉体労働は食べないと力が発揮できませんが、
頭脳労働は食べない方が力を発揮できることもあります

7

食べ方

できる人はおやつに「ナッツ」を食べる

仕事中に食べることをお勧めしないおやつ

おやつは食べなくていい。これが私のスタンスです。基本的に現代人は栄養過多、つまり食べ過ぎなので、食事以外のものを摂取する必要はありません。

しかし、「おやつを食べたくてしょうがない」「食べないと仕事が手につかない」という人は、我慢しないで食べて仕事を捗らせた方がいいと思います。自分のパフォーマンスを落とさないようにするおやつの食べ方を、ここで学んでおきましょう。

まず避けたいのは、糖分の多いものです。また、塩味が強いものも、舌が刺激を受け集中力が散りやすいので避けたほうが良いでしょう。

血糖値を上げないナッツやドライフルーツ

お勧めはナッツです。栄養価やビタミンも入っていて、私は野菜感覚で食べています。また、**糖分が少く血糖値の上昇が穏やかです。**

甘味が欲しい人やナッツアレルギーの人に勧めているのが、ドライフルーツです。なるべく自然の状態に近いものを、よく噛んで食べる。そうすることで、血糖値をコントロールしながらも、甘みを摂りつつ、空腹を満たせることになります。

もうひとつ、**おやつでお勧めなのがガムです。**1粒で10〜20分は噛んでいられるものもあります。これで、かなり食欲を抑えることもできるでしょう。

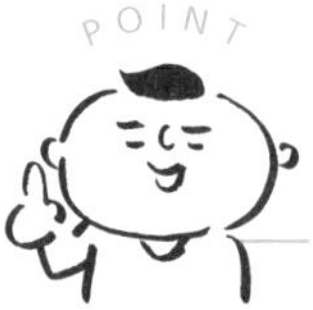

お腹が空いていないけれどストレスで何かを口にしたいなら、ナッツ・ドライフルーツ・ガムがお勧め

8

飲み方

清涼飲料水・エナジードリンクはラストスパート時以外に飲まない

飲み物でも血糖値スパイクは起こる

せっかく食事で血糖値を気にしていても、飲み物に無頓着だと、すべて台無しになります。

誰もが知っている有名な炭酸の清涼飲料水の中には、角砂糖にして約10個分もの糖分が入っていると言われています。それを毎日のように飲んでいる人がいたのですが、元気なときと眠そうなときのムラが大きかったのが印象的でした。原因のすべてだとは言いませんが、清涼飲料水の影響は大きかったのではないかと思います。

また、糖分の多い清涼飲料水を飲んでいる人は、ハンバーガーやポテトチップスなど、味の濃いものを好む人でもあるようです。食べ物に対して刺激を求めてしまう癖があり、濃い味の食事を取り、それをスッキリさせようと清涼飲料水に手を出す。スッキリした（と錯覚している）口内に、また刺激の強い濃い味のものを運ぶ……。そんな負のスパイラルに入っている人も多いのではないでしょうか。

気分よく仕事をするために、自分の好きなおやつを食べ、自分の好きなドリンクを飲む。パフォーマンスを発揮するという観点からは、そのことを全面否定することはできませんが、市販の飲み物に糖分がどれだけたくさん入っているか、自分がなぜその飲み物に手を出しているのか、そうした背景は知っておくべきでしょう。

エナジードリンクには反動がある

先にも触れたように、白米を食べてもパンを食べても血糖値が上昇しますから、食事をしたり、何かを飲んで血糖値が上がるのは、仕方のないことです。大事なことは、上げ方をいかに緩やかにするか、ということです。

血糖値スパイクという言葉を先に紹介しましたが、摂取するものによって、血糖値

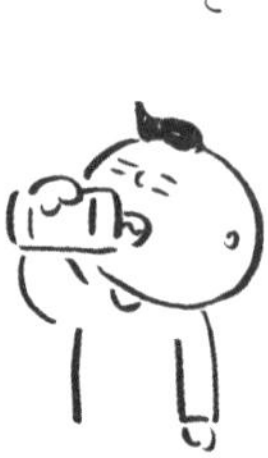

は急激に上がります。そして急激に上がっているときには、テンションも上がりやすくなります。しかし急激に上がると、あとで急激に下がります。そのときには、かなりのダメージを受けることが予想されます。急激な眠気や疲れも、そのひとつです。

いわゆるエナジードリンクの中には、こうした作用をもたらしているものもあります。糖分とカフェインの効果で、一時的に眠気が一気に飛んで元気になる。覚醒したような気分になる。ところが、落ちるときにはドーンと一気に落ちていくのです。上がったとき以上の勢いで、落ちることになります。だから、どんなに元気になると言われていても、私は**エナジードリンクはお勧めしません。**

これから30分だけベストパフォーマンスを出したい。そんなときであればいいかもしれませんが、その後に大きな代償がやってくることは覚悟しておきましょう。

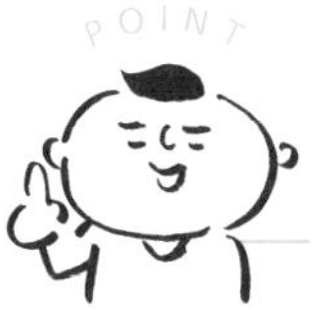

糖分で一時的にシャキッとした頭は、すぐ反動が来るので要注意

9

飲み方

職場でコーヒーを飲むなら「ブラック」「ホット」「淹れたて」

上手に付き合えば仕事にもプラスに

コーヒーが好きで、オフィスでもよく飲んでいるビジネスパーソンは少なくありません。実際、コーヒーには仕事のパフォーマンス上でもいくつかの利点があります。たとえばカフェインの効果により、眠気覚ましにもなります。また、香りによるリラックス効果なども期待できます。

一方で、気をつけないと逆効果になって、生産性を落とすことにもなりかねません。適切な飲み方を知っておきましょう。

まずコーヒーは基本、ブラックを飲みます。これは本書でも度々言及している通り、糖の入っているものは血糖値を一気に上げ、血糖値スパイクを起こす原因になるからです。ミルクを入れる場合は生乳だと良いですね。

また、たとえ夏場の暑い時でも、仕事中に飲むならホットにしたいところ。アイスコーヒーはお勧めしません。これは後で述べますが、氷入りの飲み物は、身体を冷やすから。身体が冷えると、体を温めることにエネルギーを使うため、疲れを感じやすくなる人もいます。

コーヒーに限らず口に入れる飲み物は、常温のもの、体温より上の飲み物を飲んだほうがいいでしょう。

淹れたてのコーヒーほど胃もたれしない

コーヒーが苦手な人は無理に飲む必要はありませんが、好きだけれど、飲むと胃もたれを起こしたり胃が痛くなるので飲むのを躊躇する人もいます。

そんな人はぜひ、淹れたてを飲むようにしてみてください。症状の緩和が見られるかもしれません。

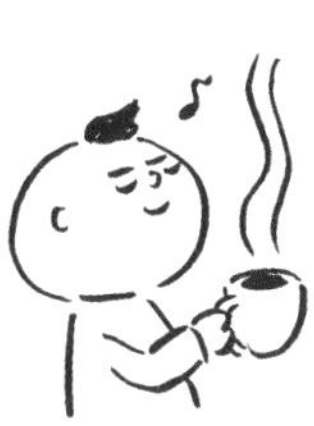

コーヒーを飲んで胃の調子が悪くなる原因のひとつが、コーヒーの酸化です。淹れてから時間が経つと、コーヒーが酸化し、酸味を増した結果、胃の粘膜に強い刺激を与えている可能性があります。

なお、自分でドリップしたコーヒーなら大丈夫というわけでもありません。淹れてから時間が経てば、やはり酸化します。冷めたコーヒーを温め直して飲むのは避けた方が無難でしょう。

もっといえば、たとえ淹れたてのコーヒーであっても、そもそも淹れる前の豆が酸化してしまっているケースもあります。ですから万全を期すなら、自分が信頼できるコーヒーショップで豆を買ってきて、家で淹れるのがベストです。

リモートワークで在宅しているのであれば、こうしたコーヒーへのこだわりも可能かもしれませんが、なかなか現実的ではありません。でも大丈夫、酸化の心配をせず、手軽にコーヒーを飲む方法があります。

それは近年コンビニ各社が店頭で販売している挽きたてコーヒーです。客の回転が速いので豆の鮮度は保たれており、なおかつ淹れたてなので、酸化の心配はありません。

値段も100円少しでお手軽なので、特に都心部で働くビジネスパーソンにとっては、頼れる仕事のお供になります。

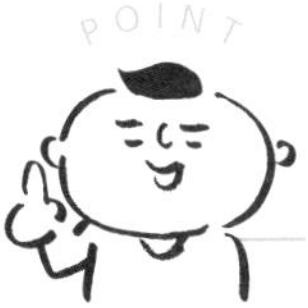

職場でコーヒーを我慢する必要はありませんが、砂糖が本当に必要かどうかは要検討

10

飲み方

水は常温と適量を心がける

冷たい水の罠

私も仕事をしながら、そのときの気分に合わせてコーヒー、紅茶、お茶などを飲んでいますが、基本的には「水」派です。健康的な生活には何かを足すのではなく引き算だと考えているため、不純物の少ないピュアなものを口にしています。他にもよく飲み物をこぼすことがあり、こぼしたときのダメージが少ないというのも理由です（笑）。

主に、浄水器を使った水を飲んでいます。冷蔵庫で冷やしたミネラルウォーターやウォーターサーバーから冷たい水を飲むという人もいますが、冷たい水はお勧めしません。昼間のカフェなどでも、私は氷抜きで常温の水をお願いしています。

香港は世界一の長寿で知られ、お年寄りがとても健康なのですが、行ってみてわかったのは、出されるものに氷が入っていることはまずない、ということでした。

東洋医学的な考え方では、やはり身体を冷やすというのは良くないことなのだと思います。そんな文化が根付いているから、香港は長寿、健康なのかな、と感じました。

そんなこともあって、私は常温の水を心がけています。

水の飲み過ぎによる水毒に注意

水には添加物も入っていないし、カロリーもない。だから、どれだけ飲んでも大丈夫。そう考えてガブガブ飲んでいる人は要注意です。

夏場の暑いときに、熱中症対策として身体から失われた水分を補うために飲むのであれば問題ありません。しかし涼しいオフィスに朝からずっといて、汗をかいてもいないのにたくさんの水分を摂ってしまうと、逆に血圧が上がって、心臓に負担をかけかねません。

私にも苦い経験があります。出張の際には湧き水どころを巡っているのですが、滋賀のとある町に行ったところ、すべての家庭に湧水があり、ちょっとずつ味が違うので飲み比べを続けていたところ、あとで気持ち悪くなりました。おいしい名水であろうと水は水、飲み過ぎると良くないと身をもって知りました。

また、極端な例ですが、健康にいいと思って1日に水を2リットル飲むことを自分に課している人もいるようです。その人の身体の事情にもよりますが、汗をかかない時期の水の飲み過ぎは、推奨されるものではありません。

水は、喉が渇いたら飲むのが基本です。渇きそうになる少し前に飲めたら理想的です。

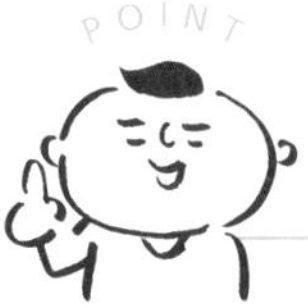

水に害はないと思うのは危険です。何事にも適量はあるのです

11

飲み方

お勧めの飲み物は「トマトジュース」と「出汁」

「トマトジュース」は○、「野菜ジュース」は要注意

私が考える飲み物の基本は水ですが、コーヒー、紅茶、お茶も、状況に合わせて使い分けています。

頭をすっきりさせたいときなどはコーヒー。
喉に違和感があるときには、殺菌作用のある紅茶。
身体を温めたいときには、しょうが湯。
体調改善を行ったほうがいいなと思えるときには、漢方茶。

といった感じです。メタボを気にする人にはデキストリンの入った機能性表示食品やトクホ飲料をお勧めすることもあります。

ただ、「お茶や水もいいけれど、たまにはコーヒー以外の、味がついているものも飲みたい」と思うこともあるでしょう。そんな方にお勧めなのはトマトジュースです。野菜不足の解消にもなります。

このときのポイントは、「野菜ジュースではない」ことです。野菜ジュースが全部そうだとは言いませんが、加糖されているものも多く、血糖値の心配があるからです。

「出汁」をお勧めする理由

味のついたものを飲みたいのであれば、もうひとつお勧めがあります。それは出汁(だし)です。

出汁は香りも良く落ち着きますし、冬場は特に体を温めてくれるので、私はよく飲んでいます。また、鰹節専門店「にんべん」の出汁には化学調味料が入っていないので、舌がしっかりと味を受け取れているかのチェックとしても飲んでいます。濃い味の食事や化学調味料をとったあとでは、出汁の味の感じられ方が異なるためです。

最近はその「にんべん」が東京の日本橋に「日本橋だし場」という出汁を立ち飲みできるバーを出店するなど、料理の調味料としてではなく、飲み物として出汁が認識され始めています。出汁のパックにお湯を入れて水筒で持ってきてもいい。これは、味覚も満たしてくれます。

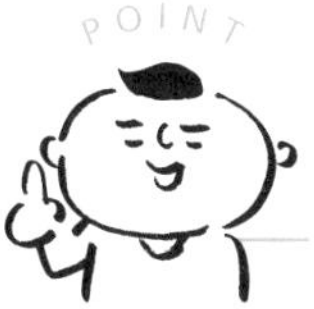

日本が誇る「うまみ成分」は、コンディションにもプラス効果！

12

飲み方

翌朝の仕事に響かない酒の飲み方

お酒にはマイナス面もプラス面もある

私はお酒をあまり飲みません。なぜならアルコールに弱く、明らかに脳の機能が落ちるからです。記憶力は悪くなるし、頭の回転も遅くなる。お酒が嫌いということではなく、ただでさえ性能の良いとは言えない脳に負荷をかけるのを避けるためです。覚えていなくてよい会話をする時などだけ、少し日本酒やウイスキーを飲むこともあります。

しかし、お酒が好きな人は、無理に禁酒する必要はないと思います。自分の好きなものも口にできない人生はつまらないですし、酔うことでうまくストレス解消している人もいます。あまりに健康一辺倒で押しつける方が問題だと思います。

それに、お酒によってコミュニケーションが捗るなど、ビジネスにおいてもポジティブな面もあります。コンディションの面から考えると、お酒のプラス面を残しつつ、たとえば二日酔いなどのマイナス面をなくすことが、ビジネスパーソンにとって目指したいお酒の飲み方だと言えるでしょう。そのための工夫をすることが大切です。

よく言われているのは**少し食事をしてから飲むことです**。アルコールの吸収率が緩和されると言われています。こうしたちょっとしたことで二日酔いは抑制できます。

また、**自分に合った、酔いづらい種類のアルコールを選ぶ**ことも重要です。たとえば、私の場合、ビールは1口で赤くなりますが、日本酒やウイスキーであれば1杯飲んで、ようやく赤くなります。原料によるのか、純度や発酵の違いによるのか、飲み物で大きな差があるのです。

いろいろ飲み比べることで、自分に合った、比較的「良い酔い方」ができるお酒を見つけることができるでしょう。

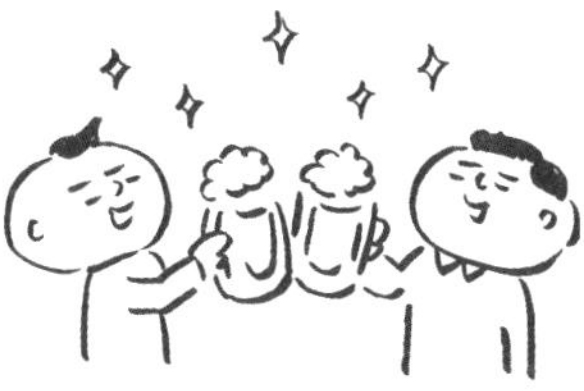

サプリも効果的

もうひとつ、注目しておきたいのが、アルコールを飲む前などに飲んでおくサプリのようなものです。酢酸菌やシジミ系のサプリの摂取なども、合う人には効果テキメンです。たとえば、キユーピーの酢酸菌酵素を使ったサプリ「飲む人のためのよいとき」。研究により[注4]、酢酸菌はアルコールをお酢に変えることがわかっています。こうしたサプリを飲むことで、飲酒時のアルコール濃度を低減し、酔いづらくなるとも言われています。もちろん二日酔い防止にもなるわけです。

自分に合ったものを見極めて、準備しておきましょう。

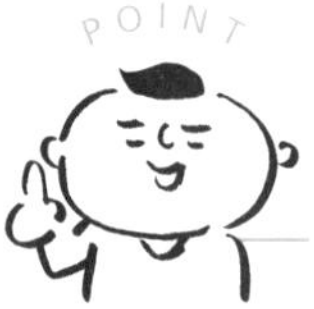

お酒に良い悪いはありませんが、
あなたの飲み方に良い悪いはあります

[注4]
キユーピーの研究。日本食品科学工学会第62回大会（2015）にて報告

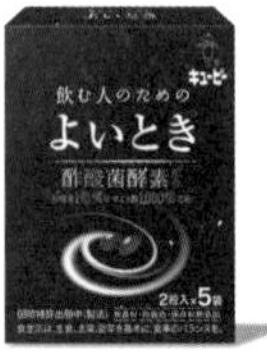

キユーピー
「飲む人のための
よいとき」

13

食べ方

身体を歪ませないために正しい姿勢で食べる

肩こりや腰の痛みの原因は食べ方にもある

肩こりがひどい。腰が痛む。だから仕事に集中できないというビジネスパーソンも多くいます。その原因の一つとして、身体の歪みが考えられます。そして身体の歪みは、実は食事とも大きく関係しているのです。

たとえば、食事の時の座る姿勢も重要です。足を組みながら食べている人がいますが、足を組むと骨盤のバランスが崩れます。この状態で食べるとかみ合わせがズレやすくなり、身体に負荷をかけると、多少大袈裟ですが身体が歪む原因になりやすいのです。

食べるときの姿勢

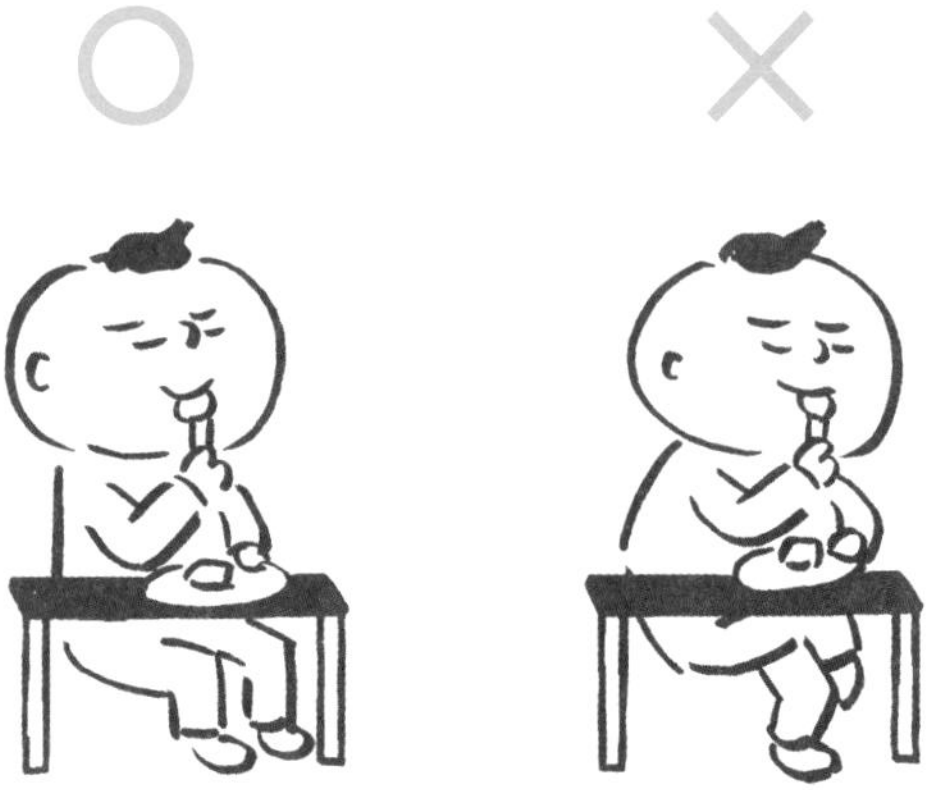

食事のときには、足を揃えて、できるだけ骨盤を立てて、自分にとってベストな姿勢で食べることを意識したほうがいいでしょう。

１日３食、１食５００回噛むとすると、５００回ずっと同じ悪い姿勢で顎や首、背骨に負荷をかけていくことになります。足を組んでいると、歪みはそのまま伝わります。腰痛や肩こりの方は心当たりがないでしょうか？

食べるときは足を組まず、まっすぐな姿勢を心がけること。日々の積み重ねで歪みは大きくなるため、ちょっとしたことにも気をつけるようにしましょう。

左右で均等に噛む習慣を身につける

顔の歪み、顎のずれも食事が大きく関わっています。こうした歪みの原因の一つに、たとえばずっと左右の片側だけでものを噛み続けていることが挙げられます。これを指摘すると、ハッとする人も多いのですが、ずっと右側でばかり食べていると、当然、右側に負荷がかかります。

噛む力というのは大変なもので、咀嚼するときには、約50キロの力が歯にかかると言われており、これだけで間違いなく身体に影響を与えてしまう。歪んでしまうということです。身体の歪みは、肩こりや腰痛を引き起こす原因になることもあります。

また、コロナ禍で一気に広まったオンラインミーティングでは、顔がはっきり間近に見えるようになりました。顔の歪みがこれまで以上にモニターの向こうにいる相手に伝わってしまうので、ビジュアル的にもマイナス点が伝わってしまうことになります。仕事上、見た目だけで大きなマイナスにつながるわけではありませんが、相手に良い印象を与えないことは、それだけで損失といえます。

顔の歪み、顎の歪みを防ぐためには、噛むときに注意することです。右で噛むクセがある人は、できるだけ左を使い続けるようにする。こうして顔の筋肉のバランスを整えようとすることが大事です。片噛み癖がある人は、逆を使うようにしてみることです。

また、食事中はできるだけ口の中をまんべんなく使いましょう。いろんな歯を使い、犬歯も使うようにする。ガムを食べるときには、同時に2つ口に入れ、左右同時や交互に噛むようにするのも、ひとつの方法です。

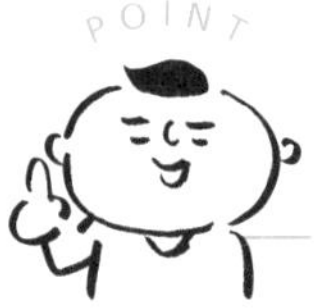

食べる行為も立派な運動です。
変なフォームを続けると身体に負荷がかかってしまいます

14

食べ方

東洋医学をベースにした食事、薬膳のすすめ

各自の体質や季節に合わせてカスタマイズする

食事についていろいろ書いてきましたが、ベストな食生活の実現に向けて、最近になって私が取り組みを始めたのが、東洋医学に基づく、陰陽五行説を参考にした食生活です。

本来、健康のためにすることは、万人に共通であるはずがないと私は考えていたのですが、東洋医学では、まさに各自の体質や季節に合わせてのカスタマイズが一般的だということを知りました。

漢方医の人たちから話を聞いたことで、薬膳のお店によく行くようになりました。

陰陽五行説

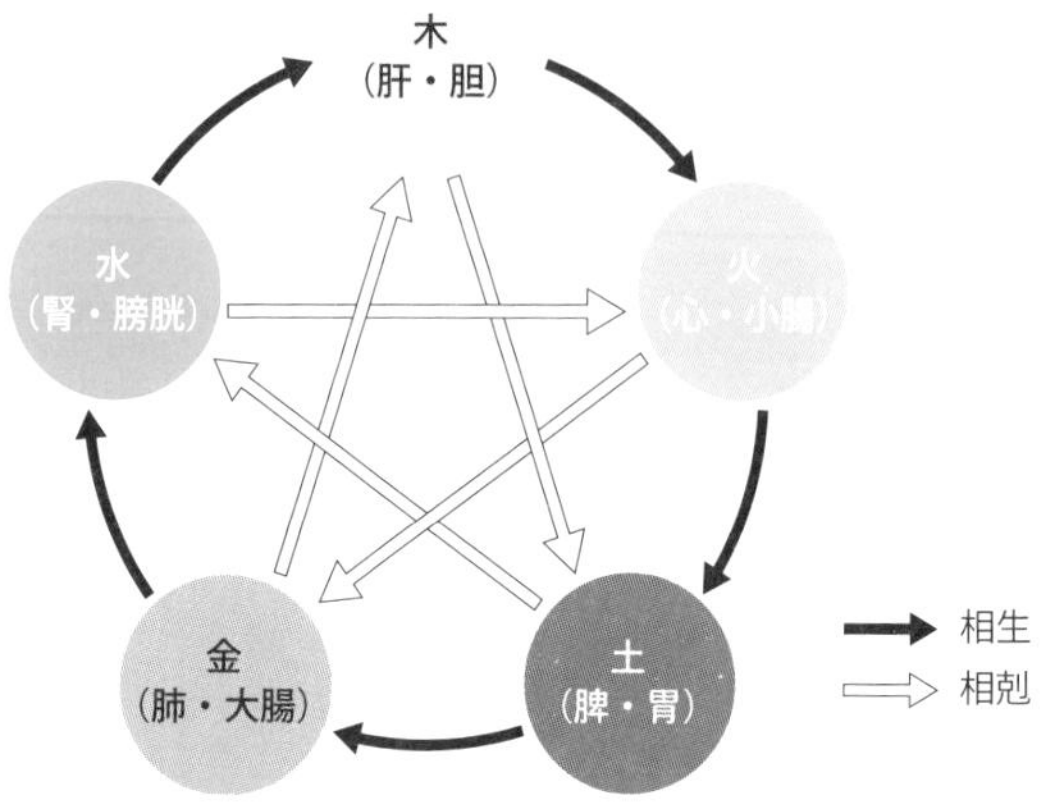

漢方医に診てもらうと、陰陽五行説に則った自分の体質の特徴がわかります。

どこに課題があり、何を食べたほうがいいのか、理解できるようになるのです。だから、なるべくそれに応じたメニューを注文するようにしています。

薬膳料理店に限らず、ランチでお店に入ったら、何を食べればいいのかのヒントにできる。自分の体質に合わせたものを、選べるようになるのです。

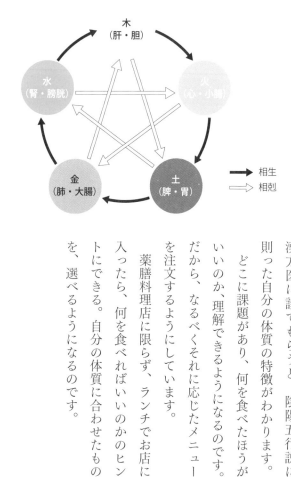

主観的健康感を上げる

漢方医に診てもらった自分の「証（しょう）」を見せると、何を食べればいいのか、提案してくれる本格的な薬膳料理店もあります。

こうすると、季節に応じた旬の野菜など、本当にそのときの自分に合ったベストなものが食べられます。自分の身体に配慮した食事をしていること自体で、主観的健康感が上がると実際に私も感じているところです。

健康診断の結果が良くなる（悪くなる）というより、自分が自分のことを健康だと思えるかどうかが、パフォーマンスに大きく影響するのです。

私は、東京の帝国ホテルプラザにある薬石花房 幸福薬局に通っています。陰陽五行説は、肝・心・脾・肺・腎の5つからなっているのですが、たとえば私の場合は、肝が強い（過剰）らしいのです。だから、これを抑えるための漢方薬のお茶を出してもらって飲んでいます。こうすることで、身体のバランスが良くなる可能性が高まります。

中国4000年の歴史の中で、いいものだけが残ってきているので、西洋医学のように即時的な効果はなくても、後からじわじわと体質改善・根本治療ができていくのだと感じています。

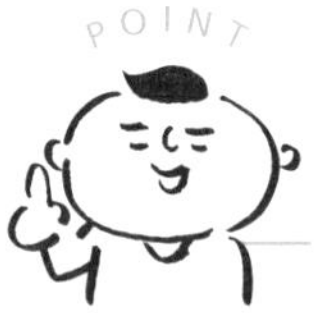

おいしいものを食べるのも大事ですが、たまには自分の身体に必要なものを食べることも考えてみましょう

15 食べ方

在宅勤務のテレワーク太りはこうして回避する

なぜ在宅勤務になると太るのか

リモートワークの拡大で、通勤もなくなり、新型コロナウイルスへの感染リスクの高まりから外出も減り、太ってしまった、という人は少なくありません。

在宅勤務で通勤がなくなった分、歩いたり、走ったり、適切に身体を動かしている人たちは、いつも通りの食生活を行っても問題はありませんが、ほとんどの人がそうではなかったようです。

それなのに、同じ量を食べていれば太ってしまいます。背景には、運動不足に加え、食生活も大きく影響しています。

もうひとつ、リモートになって、自分の全体像が見えづらくなった、ということも大きいと思います。少し太って身体が大きくなっても、リアルと違って誰も指摘するわけでもない。リアルで会っていれば、人からどう見られるかを気にして、痩せようとしたり、食事に気をつけたりしますが、それもなくなってしまった。

オンラインでは、顔が映るだけだからです。人に見られないことも、ライフスタイルが緩む原因だと思います。

まず家にある食べ物を減らす

実際、DeNAでもアンケートも取りましたが、食生活が良くなった人と、悪化していった人がいます。悪化していった人の要因は、比較的シンプルです。3食以外の間食が増えてしまい、運動不足プラス過食で体重が増えてしまったのです。

頻繁な間食は、体重増加を招きやすく、虫歯リスクも高めるため、早期に解消しなくてはいけません。そのためには、なぜ間食にいたってしまうのか、行動を振り返り、原因を解明することを勧めています。

どうしてこんなことになったのかといえば、ひとつは食べるものが身近にあるからでしょう。だから、まずやるべきは、家にストックするものを減らすことです。人間は習慣の生き物ですから、近くにあると食べてしまうのです。これが、わざわざ買いに行かなければならなくなったなら、こうはならない。だから、買わないようにする。家に置くものを減らすのです。

不健康な習慣を生み出す原因を突きとめる

また、実は何かを食べたくなる空腹感より、実際は「ストレスや暇つぶしで食べてしまっていた」というケースも少なくありません。だから、食べたくなったとき、本当に空腹感を感じているのか、それとも盲目的に食べているのかを、しっかり見極められるよう自分の身体を観察したほうがいい。

もとより、お腹が空くというのは、どういうときだったのか。実は大して食べたいわけではなかった、という錯覚に気づけるかもしれません。

せっかく在宅勤務をしているのですから、自分の身体ともっと向き合って、なぜ間食したくなるのか、間食したくなるときは、どんなときなのか、不健康に食べたくなるときはどんなときなのか、振り返ってみるといいですね。

パフォーマンスを発揮しやすい健康的な生活習慣を身につけていく上で、不健康な習慣を生み出している原因を一つ一つ突きとめるのは、大事な行動になります。

そうすることで、自分のヘルスリテラシーが高まっていく。栄養が偏りがちになるのを、小手先で解決する一方、根本から食事に対する考え方や思想を作り上げていく機会にもできるのです。

在宅ワーク中は、ほとんどの人に自由な時間が増えています。中長期的な仕事の成果を出していく上では、ヘルスリテラシーを高める活動は、間違いなくプラスになると思っています。

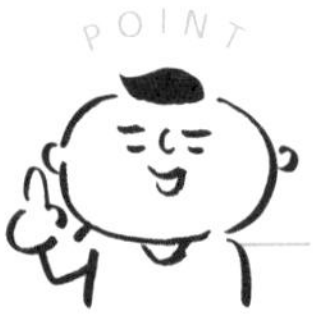

在宅はビジネスパーソンの食事の自由度を高める。
自分にとってよりプラスにするか、マイナスにしてしまうかは、
あなた次第！

第3章

「姿勢」&「運動」

自分史上最高に快適な身体を手に入れる

仕事をする上で身体は、一番使用頻度の高い、一番重要なツールです。

でも意外なことに私たちは、このツールの取り扱い方を、それほど熟知していません。

人体が優秀であり、多少のことでは故障しないが故に、どう動かせば良いのか、どんな姿勢にしておくのがいいのか、どうメンテナンスすればいいのかを知ろうとせず、ぞんざいに扱ってしまうのです。

その結果、「疲れる」「肩こりがする」「腰が痛い」といった症状になって現れ、仕事のパフォーマンスを大きく落としているビジネスパーソンは数多くいます。

また、自分の身体の機能を落とす行動を日々続けながら、高いお金を払ってジムにトレーニングに通う人もいます。

心身の不調を抱え、指圧やマッサージに頼る前に、やるべきことがあります。ジムに行って鍛える前に、日常生活でやれることがあります。

この章で、そのことを学んでください。

1

姿勢

「正しい姿勢」ではなく「頭の位置」に気をつける

万人に共通の正しい姿勢はない

DeNAで腰痛撲滅プロジェクトに取り組んでいるとき、こんなことがありました。「身体に違和感を感じるので、常にいい姿勢をキープしようと努力しています」という声があったのですが、そういう人たちに限って、おかしな姿勢をしている人が少なくなかったのです。

反り腰になってしまっていたり、姿勢を良くしようと力んでいたり、猫背になるまいと胸を張りすぎていたり。このとき感じたのは、「どこかで言われている正しい姿勢というものにとらわれ過ぎてしまって、間違ったことをしてしまっているのではないか」ということでした。

その人たちは、身体に違和感を覚えて整体などに行った際に、「姿勢を正してください」と言われていたようです。それで背中に定規を入れているかのようにまっすぐな姿勢を意識してしまう。実はこれは、お勧めできません。

私もよく「正しい姿勢とはどういうものですか」と聞かれることがありますが、あまりそうした情報を鵜呑みにしてはいけないと思います。そうではなくて、「自分にとってのベストな姿勢がどういうものなのか」を見つけるための感覚を養えるようにしたほうがいいと思います。

この本の他の内容についても同様です。書いてあることを試し、自分の身体や体調に合わせて、自分流にアレンジしていくのが理想的です。

頭をなるべく高い位置に持っていく

では、万人に正しい姿勢はないとして、何を心がけるべきか。それは、「背骨の真上に頭が来るように意識する」「なるべく高い位置に頭頂部を持っていく」ことです。

姿勢で心がけること

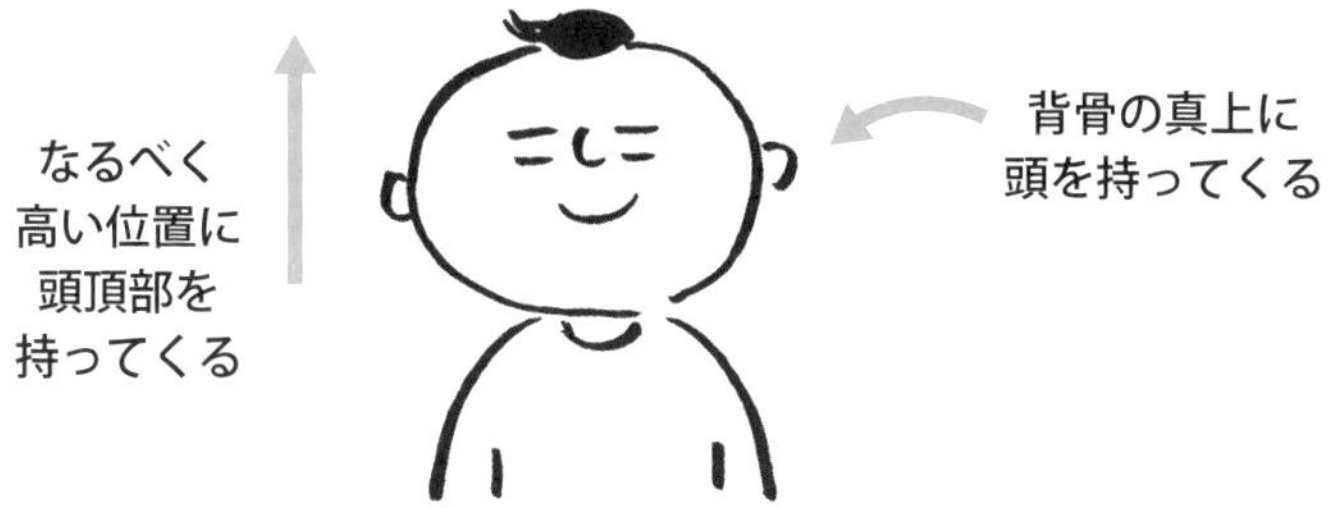
なるべく
高い位置に
頭頂部を
持ってくる
背骨の真上に
頭を持ってくる

これだけで、実はもうほとんど完了です。

そもそも背骨はS字のため、無理にまっすぐにしようとするのではなく、背骨の真上に頭が乗るように意識するだけで十分なのです。ほとんどの人たちが、頭の位置が背骨からずれてしまっていて、そのことで逆に首に大きな負担がかかってしまっています。

まずは、頭をとにかく高い位置に持っていこうとすること。高い位置に持っていこうとすると、その下の首への負荷が最小限になり背骨も楽な状態で骨盤も立てやすくなります。イスに座っているときにも、とにかく頭の位置を高くさせようとすることです。

難しいようであれば、壁の前に立ち、肩の力を抜いて背中や後頭部を壁にくっつけるようにしてみてください。そうすると、まっすぐに立ちやすくなります。背面を一直線にするのです。後頭部と背中を一直線にしようとするということです。

体重計に乗って最も重たい数字を出すイメージで立つ

立つ姿勢のときに私がよく言うのは、「体重計に乗って最も重たい数字を出そうとするように、足を踏ん張ること」です。地面に圧をかけるようにして、地面を足裏でグッと押そうとすればするほど、骨盤がまっすぐになり（腰が入った状態）、胸が適度に張られ、頭がきちんと首の上に乗ります。

前屈みになっているのは、できるだけ体重計で本当の体重を出したくないような姿勢です。これは最も良くない状態です。首にも腰にも負担がかかります。

相撲の力士は、堂々と立っています。目指すは、あの姿勢です。堂々と重い体重をかけようとする。そうすると、呼吸も落ち着きやすくなります。

歩くときの姿勢も大事です。街を歩いていると、半分以上の人が前屈みの印象です。膝が緩んでしまって、前屈みで歩いている人が多い。そうではなくて、膝を伸ばし、少し後ろに寄りかかるくらいで歩いたりするほうが、その人にとってのまっすぐが実現されやすいのです。

首の上にはボウリング球と同じ重さがある

頭の重さは、体重の約10％にもなります。**5キロのボウリング球くらいある**のです。それが首の上に乗るのです。頭の位置を背骨の上にきちんと乗せることで、首や肩、腰への負担が軽減されることは想像いただけると思います。

DeNAでも頭の重さを強調して伝えるポスターを作り、姿勢について啓発したところ、腰痛、肩こりから解放される人が増えました。

背骨の上に頭を乗せる。体重計の上で踏ん張る。そのイメージを持っていれば猫背も直ります。実はこれは、アスリートが当たり前に認識していることだったりします。

そして姿勢は、カッコ良さや見栄えの良さにもつながります。知り合いのイギリス人は、小さい頃から歩き方や姿勢についての教育を受けていたようです。イギリスでは人は見た目で印象を判断される文化があるからです。日本でも、そういった意識がこれからもっと必要になるでしょう。

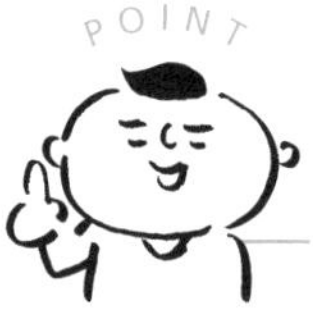

胸を張り目線を高くすれば、
身体だけでなく気持ちも上向きになれます

2 姿勢
イスの高さで目線の位置とディスプレイの上端をあわせる

多くの人はイスが高すぎるか低すぎる

CHO室を立ち上げてしばらくした一時期、パソコン作業中の人たちを社内で見て回ったことがありました。そのとき驚いたのは、机に対して適切なイスの座面の高さに調節できている人は、約2割ほどしかいなかったことです。

ほとんどの人は、高すぎたり低すぎたりして、背もたれの角度調節もできていませんでした。せっかく高性能のイスなのに、まったくその機能が活かせていないと感じたのを覚えています。

適切な調整を行えないことで、猫背になったり、ふんぞり返ったり、身体に負担をかける姿勢になりやすく、それが続くことで身体に痛みをもたらしやすくなっていたのです。

そのときに「この社員達に対して、ぴったりのイスの高さにし、姿勢が良くなるようなモニターの位置にしたら、腰痛も解消するし集中力も上がるのではないか」と思いました。

実際、社員の約7割が、職場で腰痛・肩こりに悩まされているというアンケート結果がありました。それが原因で生産性が低下していて、中には腰が痛くて会社を一週間も休んだ社員や、数日間タクシーで通勤した社員もいました。

そこでスタートさせたのが、イスメーカーと一緒に取り組んだプロジェクトでした。ちょうど、大学時代にハーマンミラーとの共同プロジェクトで人間工学に基づく「オフィス環境での疲労度や負担度の評価」についての研究をしていた若い社員がいたので手伝ってもらいました。

イスとディスプレイの高さを調整して約40％改善

最初に取り組みを進めたのが、実証実験でした。アーロンチェアとモニターアームの導入と正しい着座姿勢を伝授すること。それらを試した上で、プレゼンティズムがどれほど改善したかを定量評価しました。

アーロンチェアは独特の構造になっていて、座りながらも立った状態に近い姿勢を保つことができます。座るときには坐骨を立てることが重要ですが、アーロンチェアは特殊なパーツで、意識しなくても自然に坐骨が立ちやすくなっているようです。

また、一般的によく使われているディスプレイでは、ほとんどの場合、高さが低すぎます。その位置で作業すると目線が下がってしまい、眼精疲労や肩こりの原因になります。理想は、目線の高さとディスプレイの上端を合わせるのがいいとされています。

そこでモニターアームを使って、自分の目線や座高、机の高さなどに応じて柔軟に高さ調節ができるようにしました。そうすることで、姿勢も良くなりますし、目の疲

坐骨が立つ座り方

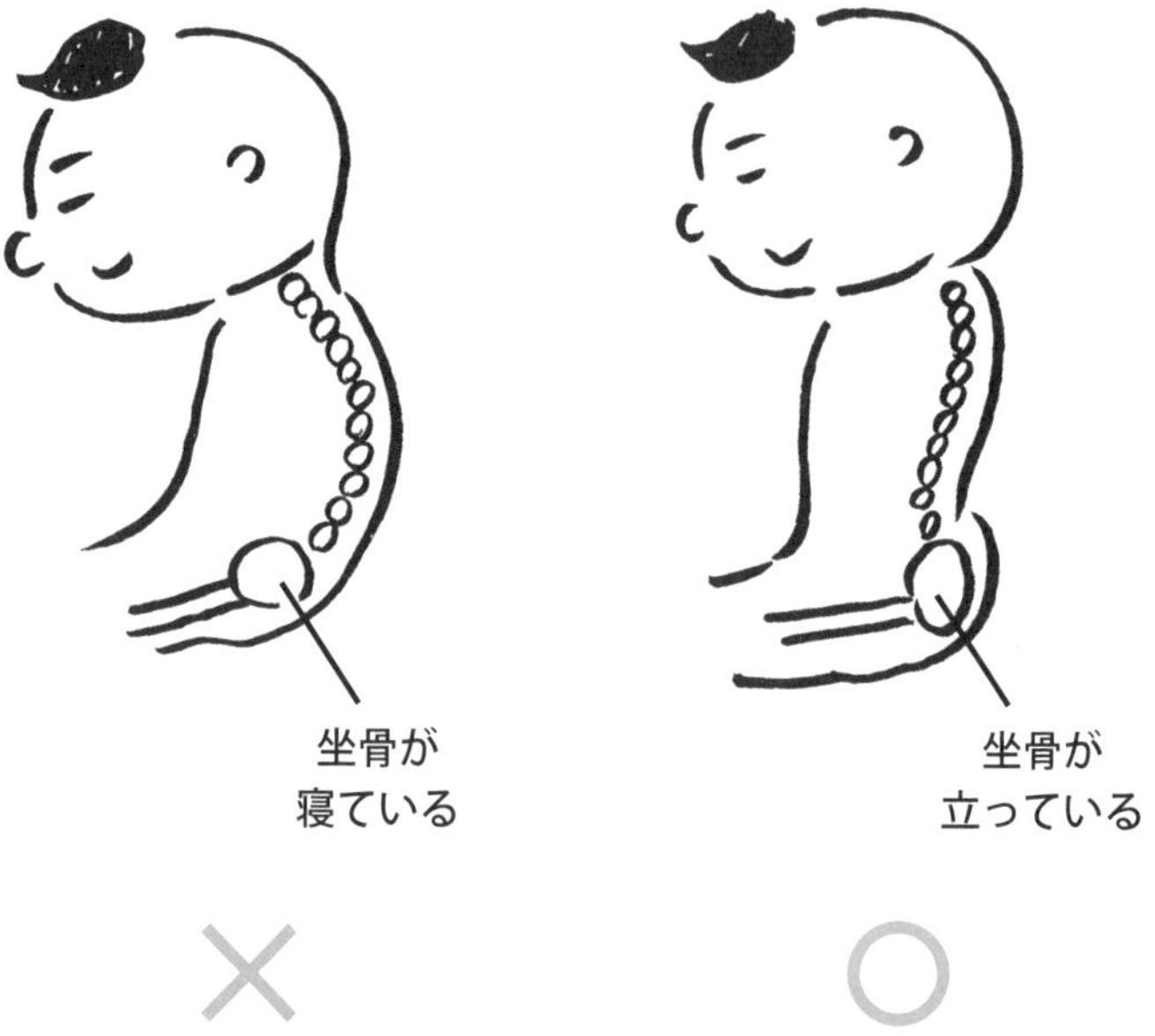

ハーマンミラーの着座姿勢のガイドライン

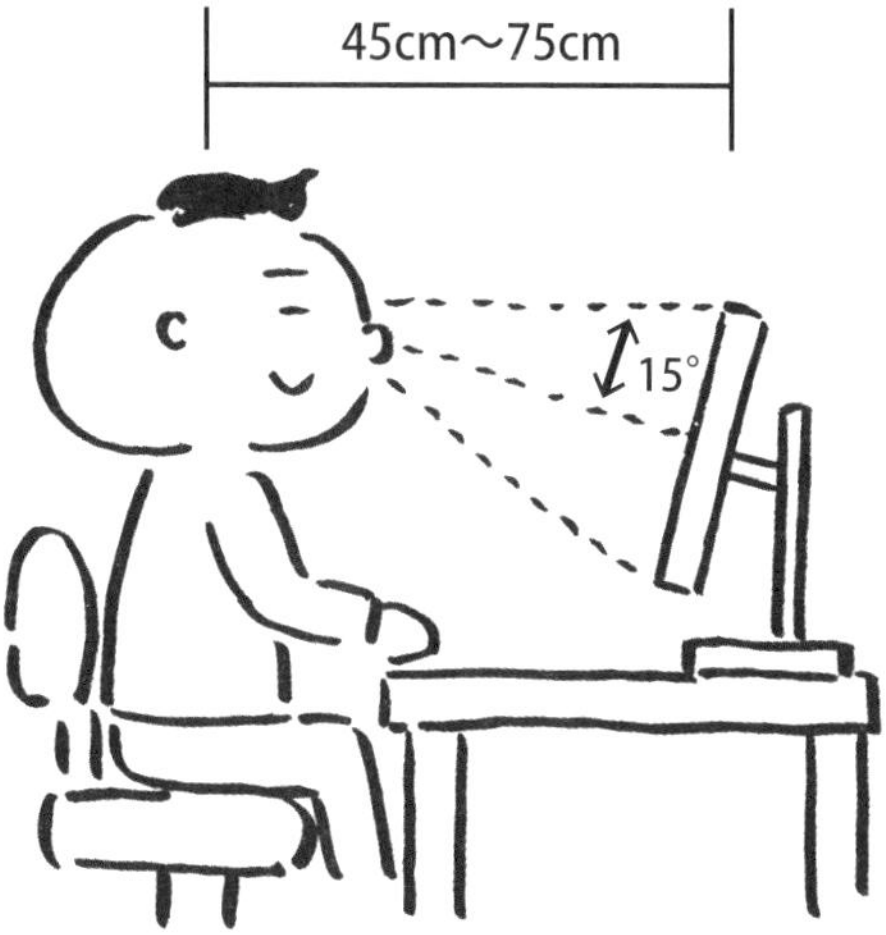

れも自然になくなります。

実証実験では、厚生労働省が発表しているガイドラインをもとに、理想的な姿勢をレクチャーしたところ、実施前の1カ月と実施後の1カ月で、プレゼンティズムが約40%も改善しました。

「首や肩の痛み・コリなどが軽減したことで集中力が改善した」「長時間座った後に立ち上がっても、腰のハリや痛みを感じる程度が減った」といった声が上がっていました。

ノートパソコンを使う場合は外付けキーボードを検討

大きなモニターのあるパソコンではなく、ノートパソコンを使っている人もいますが、その場合はどうしても、キーボードを打つ手の位置にモニターが近くなるので、目線が下がりがちになります。これを回避する手段として、外付けキーボードを使うことで、座る姿勢を正していくことも検討しましょう。

ただ、そうは言ってもいつも外付けキーボードを持ち歩くわけには行かず、また購入することにハードルを感じる人もいると思います。であれば、長時間作業し続けるのではなく、適宜休息を入れて身体を動かすなどしてみてください。

在宅勤務環境の整備には思い切って投資しよう

リモートワークで自宅で仕事をすることになり、パソコンを使った仕事環境をいかに整えていくかは、極めて重要になっています。ここは、生産性を上げるという上でも、十分に投資対効果があると思います。

会社としても、社員が自宅で使うイスやモニターアーム、外付けキーボードなどに投資をすることは、大いに効果があります。

毎月、替えたりするものではありませんので、10万円、15万円の予算で「好きなイスを買っていい」といった施策は間違いなく喜ばれると思いますし、健康観点ではもちろんパフォーマンス低下の予防にもつながります。

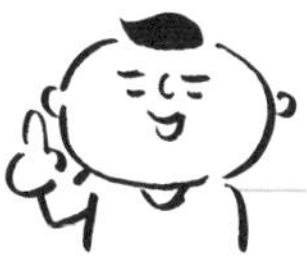

座っているときの姿勢は、イスとパソコンの位置のセッティングで9割決まる

3

姿勢

組みグセのある反対で足を組んで座る

足を組んで座る原因は骨盤の歪みかも

イスの座面の高さを調整し、床に両足の裏をピタッと付けて座るのが、身体に負担の少ない座り方です。しかし、一番楽なはずなのに、気がつくと足を組んで座っている人も多いでしょう。

足を組んで座る人は、骨盤（骨盤の前傾、後傾、股関節の内旋・外旋等）が歪んでしまっている可能性があります。歪んでいるために、その状態で都合のいい座り方をしているのです。もちろん、その座り方はさらなる歪みをもたらすので、お勧めはできません。

ついつい足を組んで座る人は、意識して、**普段組まない方で足を組んで座ってみて**

ください。骨盤の歪みの矯正だけでなく、ストレッチ効果も期待できます。

骨盤ストレッチができるingチェアー

私がお勧めしたいのは、愛用しているコクヨの「ingチェアー」です。大きな特徴は、座面が右に左に前に後ろに動くこと。これで、骨盤のストレッチができます。座りながら、腰痛肩こり解消が見込めるストレッチができるのです。

コクヨ「ing チェアー」

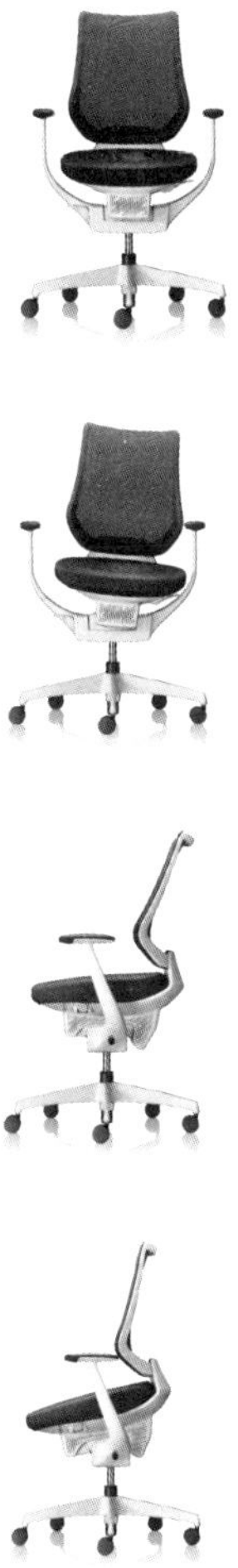

また、発想力を豊かにすることも狙いに、コクヨはこのｉｎｇチェアー研究を進めて開発したようで、実際私も座面がゆらゆらと動くことでアイデアも出やすくなり、クリエイティビティも上がっている気がします。

こうしたイスを使うことで、骨盤が動かしやすくなります。身体のバランス機能への働きかけも行ってくれる。デスクワーク後に身体が固まってしまう感じがする人は、こうしたイスに替えてみるのもひとつの手です。

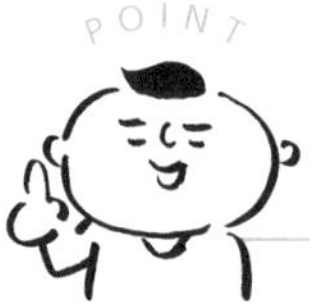

寝ている姿勢の次に、
人生で一番長くその姿勢になる「座り方」には注意を払おう

4
歩く

「歩き」は仕事の武器になる

歩くことは単なる移動行為ではない

歩くのがつらい。だるい。歩くのは嫌いだ。そんな声が聞こえてくることが少なくありません。

私自身は歩くことが大好きで、移動の際、3キロ以内（約30分）は時間が許す限り歩くようにしています。ところが、歩くことに対してネガティブで、なるべく乗り物に乗ってしまう人が多いと感じています。

そうした人が、運動不足解消を目的に早朝ランニングをしていたり、ジムに通っているのを聞くと、不思議な気持ちになります。

そこで、歩くのが好きな私と、そうではない人の違いを探った時、思い当たったのが、歩くことの素晴らしさやメリットを知っているか否かでした。

運動不足が解消できる
心拍数を調整して、テンションを高める
脳が刺激され新しい発想やアイデアが生まれる

歩くことには、こんなにメリットがあるのです。「朝、出社する前に、長い距離を歩いてくるなんて、考えられない」と考えるのは逆です。むしろ、しっかり歩いたほうがいい1日のスタートが切れます。**歩くことは、仕事への助走になる**のです。「家を出て、歩くところから仕事は始まっている」くらいに考えたほうがいい。

まずは、そのことを理解し、歩きは疲れる動作ではなく、心身をコントロールできる、ビジネスにも有効な武器と認識することから始めましょう。

GAFAも知っている歩くことの重要性

GAFAとは「Google」「Amazon」「Facebook」「Apple」の総称で、彼らもビジネスにおいて歩くことが良い影響を与えることを知っています。

Appleの創業者スティーブ・ジョブズやFacebookの創業者マーク・ザッカーバーグが、歩きながらの会議「ウオーキング会議」を開いていることは有名です。

Googleでも会議室にランニングマシンがあり歩きながらの会議が可能です。

日本でも京都にある「哲学の道」が有名です。京都大学の西田幾多郎がこの道を毎朝通り、思考を巡らせました。

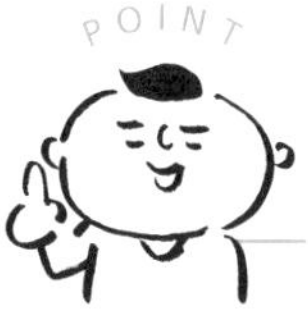

歩きは、体力を消耗する行為ではなく、むしろ活力・発想力を得る行為！

5

歩く

疲れない適切な歩き方が身につく「後ろ歩き」

歩くのが疲れるのは歩き方のせい

歩くことに興味はあるけれど、すぐに疲れてしまう。そんな人は歩き方に問題があるかもしれません。歩き方が良くないと、身体に負担がかかり疲れやすくなるのです。

私は会社の入っているオフィスビルと最寄り駅の渋谷駅の間のコンコースで、ときどき通勤している人たちを観察しているのですが、「美しい」と感じる歩き方をしている人はほとんどいません。ほとんどの人が不自然な歩き方をしています。急いでいることもあるのかもしれませんが、どうも「足を前に出そう、出そう」として頑張って筋力を使って歩いている人たちが多い。それに伴って、腕もバラバラと振ることになります。身体ばかりが前のめりになってしまっているのです。

そして、いびつな歩き方は身体が疲れるだけでなく、腰痛、足首痛といったフィジカル面の痛みも誘発します。もちろん、身体の痛みは、仕事のパフォーマンス低下をもたらします。ビジネスパーソンは自分のコンディションを常に良好に保つためにも、歩き方を見直してみるべきでしょう。

後ろ歩きで、頭がまっすぐの位置に直る

美しく楽な歩き方の理想は、プロゴルファーの歩き方です。プロゴルファーは試合中2万歩以上歩くため、歩き方が競技パフォーマンスに影響を与えます。そのため一流選手ほど、ムダな力が抜けていて上半身と下半身の連動がスムーズで、まるで水面を渡るかのごとく軽快に歩いています。

正しい歩き方を身につけるための、簡単な方法があります。「後ろ歩き」です。後ろ歩きをすると、多くの人が、首と背骨がまっすぐに一直線になり、頭の位置が良くなります。前歩きだと、足を前に出そうと頑張って筋力重視になりがちだった歩く動

首と背骨を一直線にして歩く

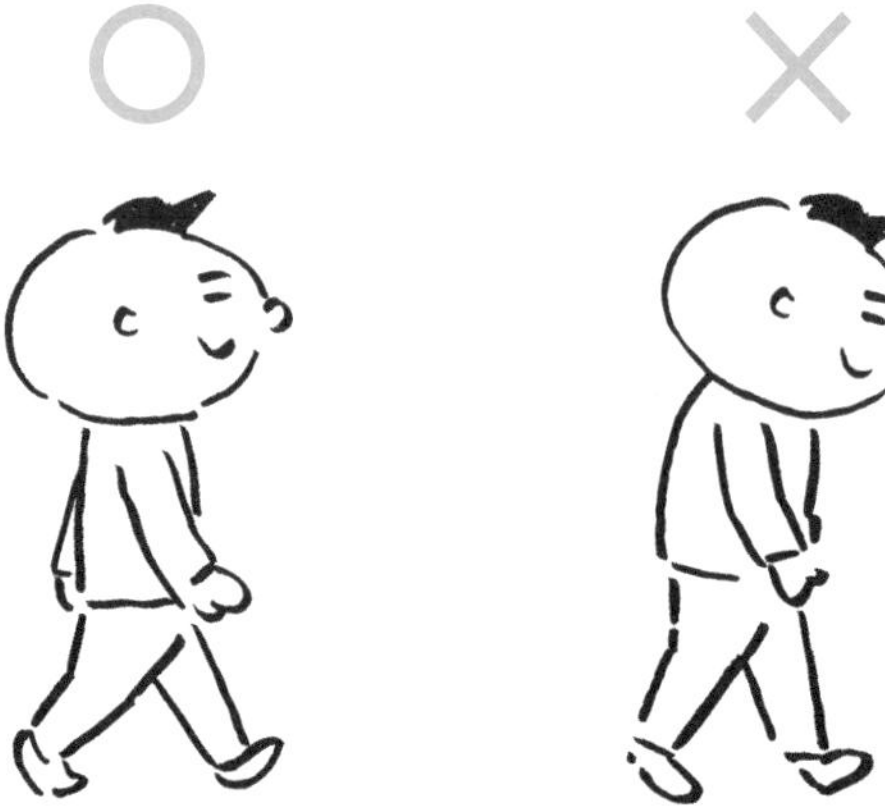

作が、後ろ歩きだと頭の重さのリードによる重心移動で動きやすくなるのです。
　後ろは見えませんから、最初はちょっと怖いのですが、慣れるまで何度か後ろ歩きをしてみてください。後ろに寄りかかるくらいのイメージで、胸を張って5メートルくらい歩いてみましょう。
　そして後ろ歩きを体感したあとに、後ろ歩きのときの姿勢と重心移動の感覚のまま、前歩きをするのです。多くの人は、前屈みになって、頭が首よりも0・5個分くらい出ていることが多いのですが、後ろ歩きをすることで前屈みが直り、頭がまっすぐの位置に乗るようになります。

80％くらいの人は、後ろ歩きを2～3分やるだけで、ガラッと歩き方が変わります。頭の重さを変に使って前のめりになって無理に歩いていた人が、そのおかしさに気づくのです。そうすると、今までとはまったく違う歩き方になる人が多く、今までは歩くのは疲れるから避けていたけれど、歩くのが快適で楽しくなったという人が出てくるのです。周りに何もない広場などでぜひ、後ろ歩きを試してみてください。

石川遼選手が憧れたタイガー・ウッズの歩き方

私はかつてプロゴルファーを目指していましたが、実はゴルフは最も歩く競技です。それもあって、ゴルフの競技パフォーマンスと、歩きのレベルは比例していると言われています。それこそ、タイガー・ウッズは圧倒的に歩き方が美しいとされています。

石川遼選手が初めてマスターズに出場したとき、「何が最も楽しみかといえば、タイガー・ウッズの歩き方を間近で見ることだ」と語っていたことを覚えています。タイガーの歩き方は、全身に無駄な力が一切、入っていません。上半身と下半身の連動も素晴らしい。

もっとも、アスリートの人たちの姿勢や歩き方が美しいからといって、一般の人がそっくりに真似をするのは危険もあります。彼らは、筋肉がしっかりできているので、それが可能なのです。そうした筋肉の付き方ができていないのに、姿勢や歩き方の形だけを真似ようとすると、逆にエネルギーを消費して疲れてしまうようなことになりかねません。形を真似するのではなく、力の抜け具合や動きの流れを観察し、自分の歩きに取り入れてみてください。

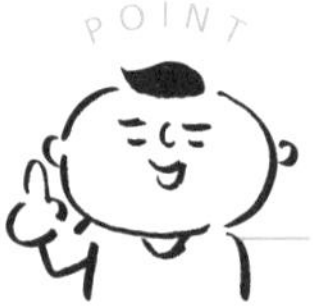

誰にも見られない在宅勤務は、後ろ歩きで自分の歩き方を見直す好機！

6

歩く

カバンは交互で持ち替え リュックは背に乗せず「背負う」

片方だけでカバンを持ち続けると偏った負荷がかかる

仕事中に歩く際には、その手にカバンを持っていることが多いでしょう。その際に注意をしないといけないのは、重たい荷物を片方の肩などで持ち続けることです。脳は、左肩が疲れていなくても、右肩が疲れているだけで、全体的に疲れを感じてしまうのです。だから、局所的に疲れやすい場所に負担をかけることは禁物です。また、長期間にわたって右か左かどちらか一方でカバンを持ち続けていると、身体の歪みも生じやすくなります。

利き手で持ったら、次は逆で持つなど、バランスを意識しましょう。

リュックを適切に背負う

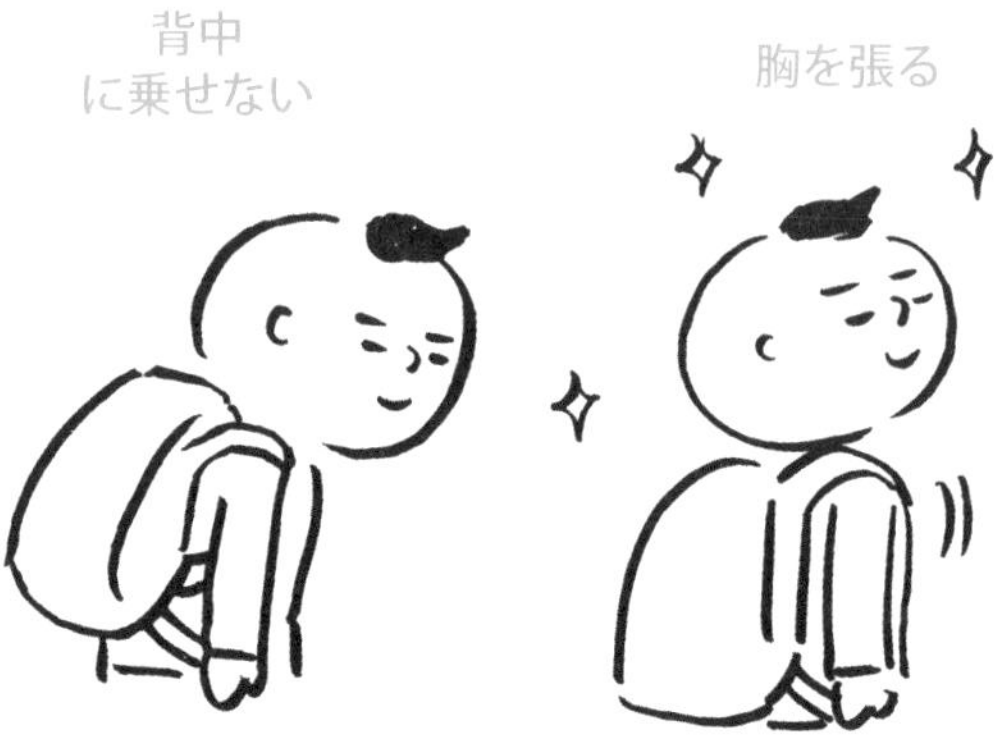

適切なリュックの背負い方

左右のバランスを気にしないでも平気なリュックはお勧めです。リュックであれば、同じ20キロを背負っていても、両肩で支えるので、すぐに疲れてしまうようなことはありません。持久力が強くなるのです。

一昔前ならビジネスパーソンがリュックで取引先に行くことは憚られましたが、最近は市民権を得てきましたので、どんどん活用していきましょう。

ただ、リュックを背負うときには鉄則があります。それは、胸を張って背負うことです。リュックを背に乗せるようにして、背中を曲げてはいけません。こうなると、呼吸もしづらくなり、猫背になるので骨盤が寝てしまい、どんどん身体が丸まっていってしまいます。

胸を張るようにして肩甲骨を寄せることで、呼吸もしやすくなり、骨盤も立って、見た目も美しくなります。リュックの背負い方は、なかなか学ぶ機会がありませんので、覚えてもらえたらと思います。

POINT

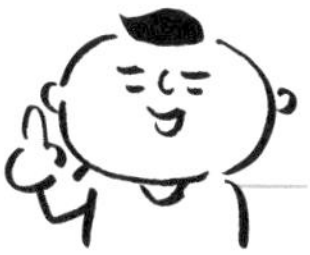

あえて利き腕の反対側で持つようにして、左右の負荷のバランスをとろう

7

歩く

身体感覚を磨き集中力を高めるマインドフル・ウオーキング

僧侶の修行メソッドはビジネスにも生かせる

プレゼンテーションや面接の前など、緊張してしまって、いつもの姿でのぞめない、という人が少なくありません。こういうときにも、歩きが使えます。現場に向かうまでの歩き方を変えることで、効果があるのです。

緊張してしまう人、上がってしまう人は、特に上体が力みがちになる傾向がありま す。そんな人にお勧めなのが、足裏に意識を向ける、マインドフル・ウオーキング。やり方は至って簡単。かかとから着地し、足裏のどこを地面が触れ、足指のどこから離陸するかなど、とにかく足裏に意識を向ける。たったのこれだけです。そうすることで、緊張状態がほぐれてきます。

これは、元々は仏教のヴィパッサナー瞑想の一つです。自分の身体に意識を向けることで、今に集中しやすくする方法です。

ヴィパッサナー瞑想は、よく僧侶がやっているもので、歩いているときに足の動きに意識を向けるというものです。自分の一挙手一投足に意識を向けることで、集中して心が整います。

足の裏や足の指、着地するかかとに意識を集中しているうちに、緊張している自分を忘れてしまいます。5分もやっていると、気づいたら歩くことだけに夢中になっている。

僧侶の修行法のひとつですが、緊張したときには有効です。

歩いて心拍数を上げることで、テンションをコントロール

歩いてメンタルに働きかける方法は他にもあります。

私は、プレゼンや講演の前は、ひたすら歩いています。話すことを考えたりもしま

すし、むやみやたらに歩いて心拍を上げたりします。一般的に、心拍が上がると緊張しやすくなるのですが、私の場合は心拍を上げたほうがテンションが上がって緊張感が薄れてくるのです。だから、とにかく歩いたり、人目のないところで小さくジャンプしたりして、テンションをコントロールしています。

自分の心拍数を上げて気持ちを高めたいというときに、ぜひやってみてください。

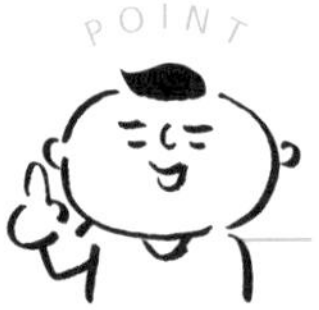

歩き方を自在に操れば、
自分の理想のコンディションも操れるようになります

8

歩く

裸足で歩いて脳に刺激を与えるアイデア発想ウオーキング

アイデアが湧いてくる「発想力を豊かにする歩き方」

新しいアイデアを求めているのに、なかなか思いつかない。そんな場合、アイデアが湧いてくる、「発想力を豊かにする歩き方」をすればいいと思います。何をするのかというと、裸足になって歩いてみるのです。

特にいいのが、カラッとした芝生の上を歩くこと。芝生のチクチク感が気持ち良い刺激となります。裸足になって歩くことは、今までとは違う刺激が脳に行きます。これは、嫌なことがあって気分転換をしたい、というときにも有効です。

私自身、発想力が求められる仕事をするときには、芝生のある公園に、ノート1冊を持って出かけ、いつもとは違う働き方をすることもあります。これだけでも、リフレッシュ効果はとても大きい。

足裏への刺激は、脳にも影響を及ぼすことがわかっています。ドイツでは、足裏マッサージのリフレクソロジーは、医療行為です。そのくらい、効果が知られているのです。

その効果を知ってか、ベンチャーの中には、裸足での勤務を推奨するところもあります。元ＤｅＮＡの社員が創業したアカツキでも、裸足で仕事ができるフロアがあります。

他にも、圧倒的に気分を変えたいときには、多少痛さを感じるくらいの砂利道の上を歩くのも、ひとつの方法です。ちなみに、体重計で有名なタニタの本社前には、石を敷き詰めた道があります。滅多にそこで裸足になる人はいないそうですが、私は裸足で歩かせてもらいました。かなり痛かったですが、このイテイテ感が大きな刺激になるのです。

在宅で使いたい青竹踏み

裸足の良さはわかったけど、実際に自分の勤める会社では難しいという人がほとんどだと思います。でも今後は、在宅勤務がより広範囲に適用されてくるようになりますので、裸足で仕事をする機会は増えると思います。

そして**せっかく在宅勤務をするなら、「青竹踏み」もぜひやってみてください。**足つぼを刺激するだけでも、気分はまったく変わっていくはずです。足裏を刺激することで眠気覚ましにもなりますし、様々な変化が起こります。

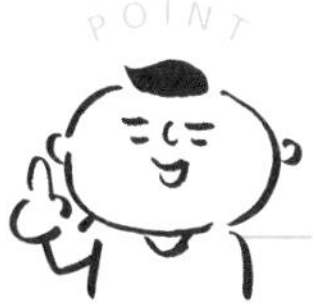

アイデアが浮かばないときには、頭で考えずに、足の裏で考えてみよう！

9

歩く

疲れ知らずの究極の歩行術 ナンバ歩き

江戸の飛脚はなぜ1日40キロも歩けたのか

歩くのが疲れる、という人の原因のひとつに、身体のねじれがあります。それをなくすためにいいのが「ナンバ歩き」です。いつもこの歩き方をする必要はありませんが、時々思い出してやってみるのはお勧めです。

江戸時代、飛脚は1日40キロ以上移動していたと言われていますが、そのときの動きがナンバ歩きです。身体をねじらずひねらず、という動作のことです。

実は40キロというのは相当低く見積もっているとされていて、実際には200キロという人もいたそうです。こんなに移動できた理由は、歩き方のスキルが極めて高かったからです。

ナンバ歩きのやり方

歩くとき、多くの人が足にも腕にも無駄な動きをしています。その無駄をなくして、上半身と下半身の動きを揃えるのが、ナンバ歩きです。

右腿の上に右手、左腿に左手を乗せて歩いてみてください。右半身が一体となり、前に出て、次に左半身が前に出ます。こうすることで省エネになるのです。

2003年の世界陸上パリ大会200メートルで銅メダルを獲得した末續慎吾選手も走り方にこの動きを取り入れてい

ナンバ歩き

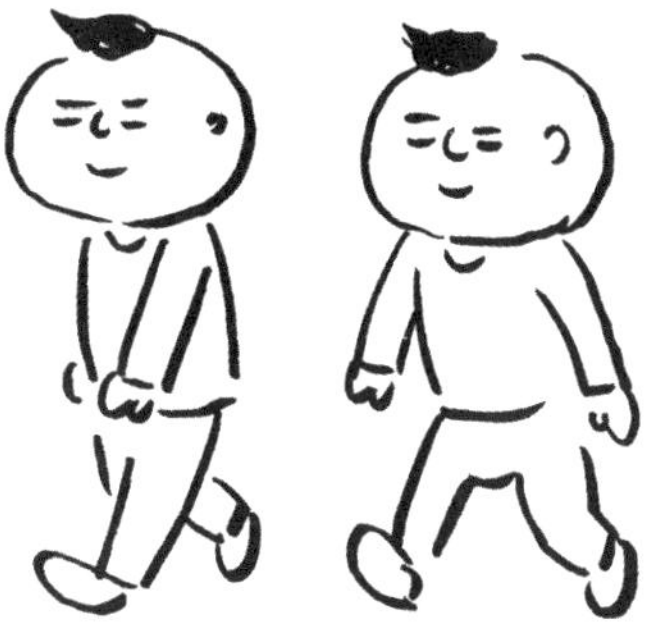

上半身と下半身の動きを揃えて歩く

たことでも有名です。こうした動作を身につけることで、疲れづらく、素早く動けるようになるため、外回りの営業などフットワーク重視の働き方をしている人は、機動力向上に役立てられます。

ナンバ歩きを意識すると、身体をねじらないので、息切れもしづらくなります。

歩くこと自体の楽しさを目的にする

歩くのは健康にいい。散歩は気持ちがいい。景色が楽しめる。ゴルフをしたいので歩く……。歩く目的はいろいろあると思いますが、実は「歩くことそのもの」にも価値があることを知ってほしいと思います。

景色がどうでも歩きたくなる。雨の日でも歩きたくなる。そういう楽しさに、気づいてもらいたいのです。

実際「後ろ歩き」や「ナンバ歩き」でそのことに気づき、「楽しくなって、どんどん歩くようになった」と言われたことが何度もあります。DeNAでも実際に、以前よりもよく歩くようになる人が増えました。

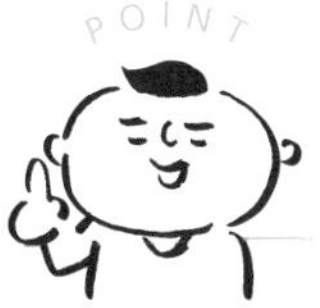

何かをするために歩くのではなく、
歩くこと自体の価値をもっと理解しよう！

10

歩く

運動不足を解消し血流を良くする階段の上り方のコツ

階段は心身を活性化させる場

運動不足でメタボ気味になり、仕事にも悪影響が心配。そんな方にすぐにでもやってもらいたいものがあります。それが、階段の利用です。

私はいつも駅で階段の利用者数を観察していますが、7割以上の人がエスカレーターを使い、広々とした階段にはほとんど利用者がいません。この状況をどうにか変えたいとずっと思ってきました。

階段は、上り方さえ知ってしまえば、疲れる場ではなく、心身を活性化させる場になるからです。これを使わないのは、とてももったいない。運動不足が解消されるのはもちろんですが、それだけではありません。下半身の血流を良くし、全身の血流を促し、自分のリズムを作っていくこともできるのです。ワークパフォーマンスが高まることは間違いありません。

階段を見たら、「疲れそう」「めんどくさい」と逃げてしまう人は、まずその逃げの姿勢から変えてください。階段を使わないのにジムに通っている人も、まず始めるのは階段を上ることからにしましょう。

多くの人が階段の上り方を知らない

階段がどうして疲れてしまうのかといえば、それは上り方に問題があるからです。多くの人がエスカレーターを使ってしまうのは、階段の上り方を知らないからだと思っています。

疲れてしまうのは、足から先に上がって、後から身体がついていくような階段の上がり方です。これは足首に負担がかかる上がり方でもあります。

プロゴルフの一流選手は、上り坂を上るとき、そんなふうにはなりません。まず頭

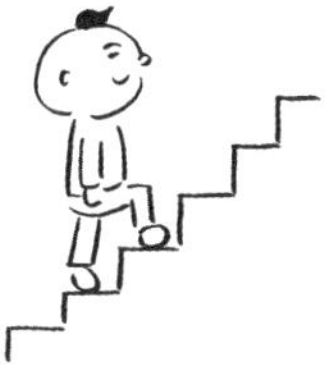

が行って、上半身が行って、腰が行って、足が行くのです。

階段嫌いな人の上り方は、筋肉で足から行ってしまう。階段を楽しめる人は、重心の移動があって、足がついてくる。足を乗せようとして踏ん張って、という感じではないのです。

身体がリードして、それに対して足がついていくイメージです。足を出すときには、できるだけくるぶしの真下あたりから行こうとする。そうすると、足がスッと出やすくなります。

こうなると階段は、そんなに疲れません。まずは、この動き方を階段で身につけてみてください。

階段を使うと脚が太くなる？

階段を上ることで脚が太くなることを危惧される人もいるかもしれません。でも、適切な上り方をしていれば太くはなりづらいです。太もも裏側のハムストリングスを使うからです。

階段はあちこちにあります。せっかく階段があるのですから、積極的に使いましょう。身体にもいいし、気分転換にもなります。階段を上るスキルさえ身につければ、それは楽しいものになります。

階段を使うことをきっかけに、歩数も増え、体重もコントロールでき、減量のためのジム通いをやめ、時間とお金の節約ができたという人もいます。

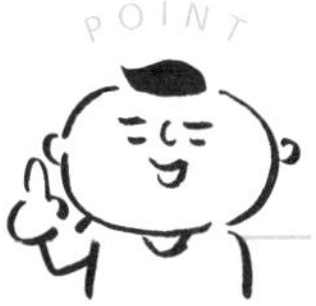

階段を見つけたら超ラッキー！　身体を鍛えるフリースポットです

11

運動

通勤電車でできるストリート・エクササイズ①

電車はコンディションを整えるエンタメ施設

ライフスタイルについてのアンケートをとると、多くの人にとって最もストレスを感じているものが、電車に乗っている通勤時間でした。会社に行くために電車に乗っている時間が、そんなにもストレスを与えているものなのかと驚いたものです。

というのも、私自身は電車の通勤時間をコンディショニングに活用しているからです。揺れる乗り物に乗れるというだけで、できることがたくさんあるのです。実際、バランス感覚を整えるのに電車の中は絶好の場所です。船も理想的ですが、なかなか乗る機会はありません。しかし、電車は日常的に乗ります。そしてこの電車の中で、コンディションアップに向けてできることがいろいろあるのです。

電車はトレーニングジムよりも高性能なエンターテインメント施設と言えます。ジムでは床が揺れませんから。このように街中で生活動線から外れずに行うアクティビティをストリート・エクササイズと名付け、これを広めようとする武部貴則さんと普及活動をしています。

【上半身編】金属の棒で肩甲骨まわし

立っているときは、つり革の上にある金属の棒を両手でつかみながら肘を前後に動かすことで、肩甲骨のエクササイズができます。混雑時は難しいですが、腕の可動域を広げることや上半身の血流促進にぴったり。肩こり予防になります。

肩甲骨のまわりを意識することは、普段なかなかありませんから、肩まわりの血流を良くして、肩こりを緩和させるストレッチができます。

電車でできるエクササイズ①

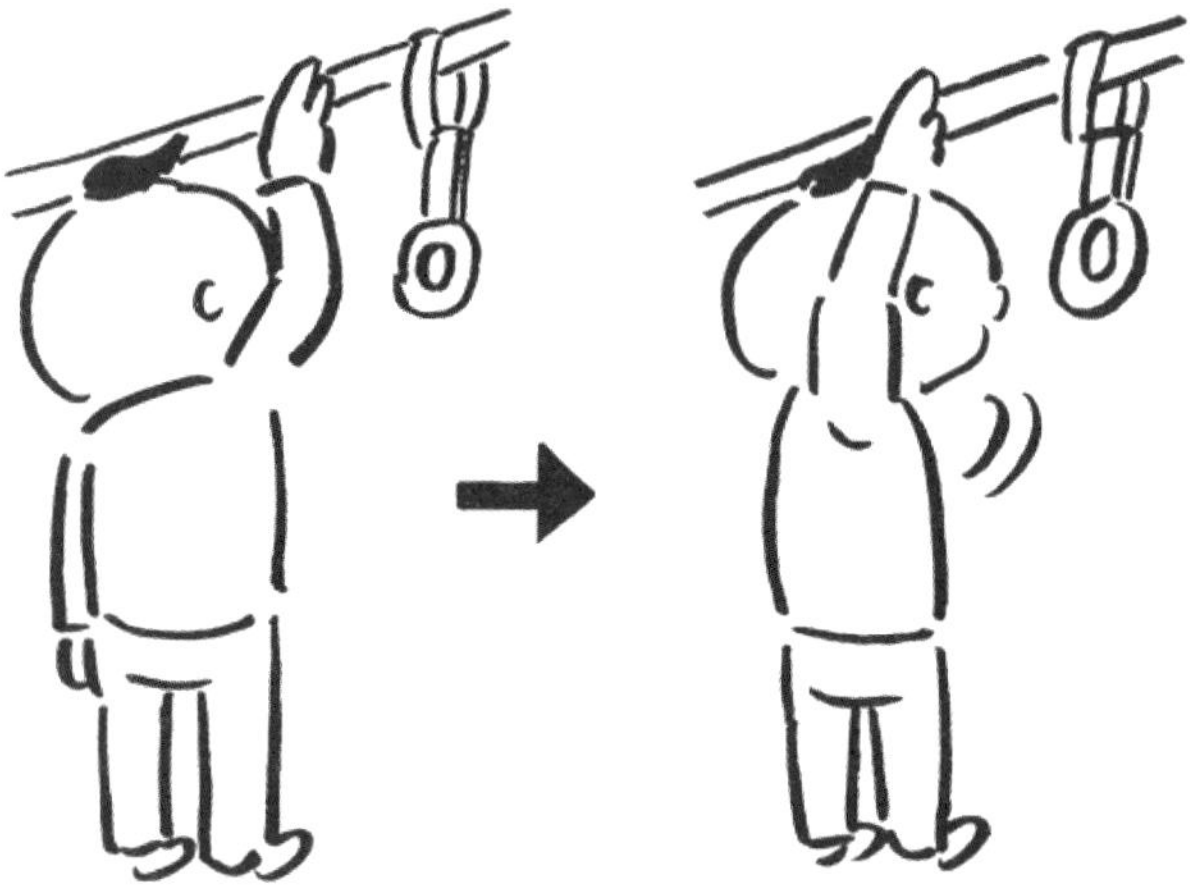

金属の棒をつかみながら肘を前後に動かすことで
肩甲骨のストレッチができます

【下半身編】
つま先立ちでふくらはぎストレッチ

混雑時は、つま先立ちを行うことで、足首とふくらはぎのストレッチと軽い筋トレができます。かかとをさりげなく、ほんのちょっと、2～3センチでも立てるだけで、まわりから見て目立たない状況の中でエクササイズすることができます。

ふくらはぎは、第二の心臓とも呼ばれる、血流を活性化させる大切な場所です。

ちょっとしたストレッチをするだけで、脚部がほぐれ電車を降りるときに歩きやすくなる効果も感じています。特に冬場は、身体が少し温かくなるのでお勧めです。

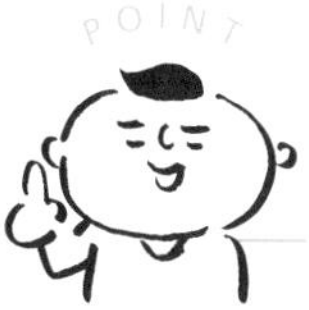

電車の中では、スマホを眺めて視力に負荷をかけるより、身体のメンテナンスをしよう！

12

運動

通勤電車でできるストリート・エクササイズ②

なぜ電車の座席は眠くなるのか

電車で座席に座っているときは、座り方に注意が必要です。電車の座席は、その多くがシートに角度がついていて、足元が上がり、腰が深く沈み、背にもたれるようになるものです。柔らかく特殊な形状をしているので、一見座り心地がいいように思えるのですが、座る姿勢が崩れやすくなっています。私はこれを電車内に仕掛けられたトラップだと思っています。

電車の中で、うたた寝をしてしまう人が多いのは、まさにこの姿勢にあると私は思っています。深く腰掛けてしまうことで、骨盤が後傾しやすくなるのです。骨盤が後傾すると、リラックスして眠たくなってしまう。これはシートの形状上、仕方ありません。

多くの人が電車内でうたた寝してしまうのは、このシートと姿勢に問題があるからではないかと思っています。そして**夕方や帰りの電車の中でうたた寝をしてしまうと、夜の睡眠の質を下げてしまいます。**遅い時間のうたた寝は、避けましょう。

そのために意識することは、深く腰掛けずに、浅めに腰掛けることです。骨盤を立てるようにして、坐骨で座るのが基本です。眠いときは座らないようにしましょう。

座りながらできる腰のエクササイズ

電車の座席に座りながらでもできる腰のエクササイズをご紹介しましょう。

まず小さく右の坐骨に重心を乗せる。次に左の坐骨に重心を乗せる。これを繰り返すだけです。横に座っている人がいるときや、人目が気になるときは、1ミリ程度でもかまいません。

これは右腰と左腰を2つに分ける動きになります。この動きは日常生活であまり行うことがないですが、大事な動きです。両方の股関節を意識するイメージですると良

電車でできるエクササイズ②

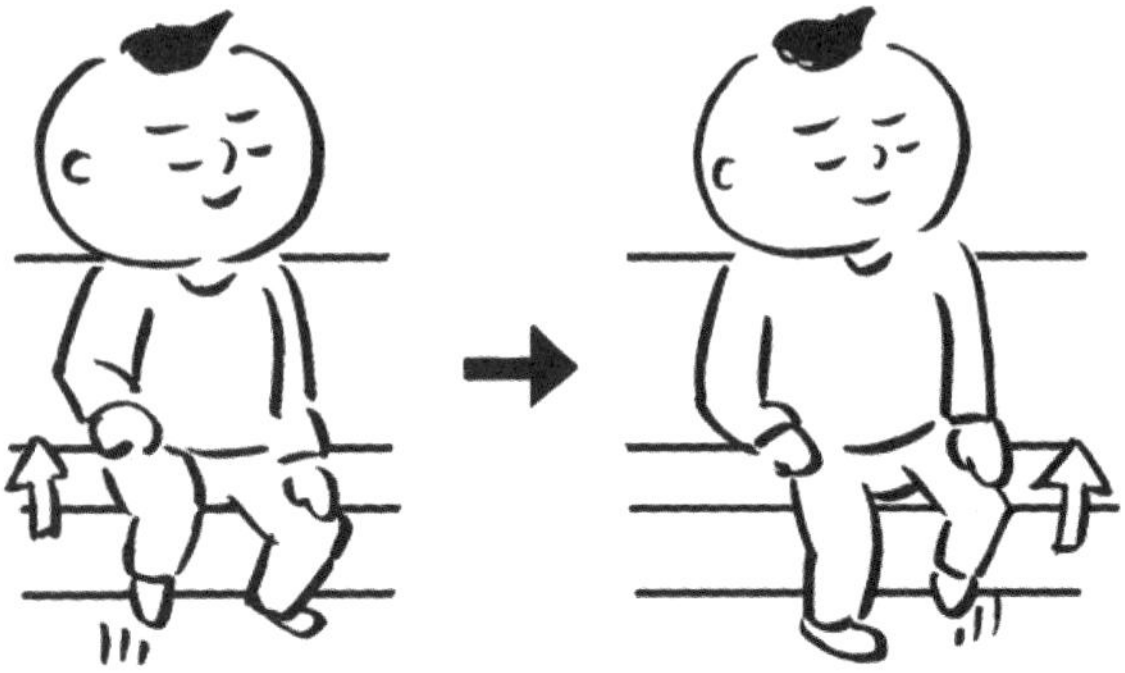

右の坐骨に重心を乗せ、次に左の坐骨に重心を乗せる。
１ミリでもいいのでこれを繰り返す

いです。

ＤｅＮＡの腰痛撲滅プロジェクトで、多くの腰痛ワーカーに集まってもらって歩き方を観察した際に、わかったことがありました。それは、ほぼ全員が腰をひとつの塊のようにして歩いていたことでした。

歩き方で正しいのは、右腰と左腰を分けたような歩き方をすること。ところが、腰痛に悩む人にそういう人は見つかりませんでした。ここから、歩き方と腰には関係があるのではないかという仮説を立て、きちんと右腰、左腰を分けて歩く意識を持ってもらおうと思ったのですが、なかなかこの意識付けが難しい。

そこで、イスに座った際に腰を分ける動きを覚え、歩くときにその動作を再現させるこのエクササイズを思いつきました。これを実践することで、腰痛の軽減が期待できると思います。

両手をついて腰を浮かすと、姿勢がまっすぐに

横に座っている人がいない場合は、座面を両手のひらで押すようにして、少しだけ腰を浮かせるストレッチもできます。ポイントは、腕の力ではなく、肩甲骨で押すことです。そうすると、肩甲骨が内側にキュッと入る。

これで、姿勢が良くなります。首の位置が自然と背骨の真ん中にきて、姿勢がまっすぐになるのです。

頭の位置が高くなった感じがしたら成功です。まっすぐ座るということが、どういう姿勢かよくわからない人にもお勧めです。

電車は移動の手段であるとともに、「揺れるフィットネスエリア」として活用でき

ます。まわりの人に迷惑をかけないよう気をつけながら、身体をアップデートする機会にしましょう。電車に乗るのが楽しくなります。

POINT

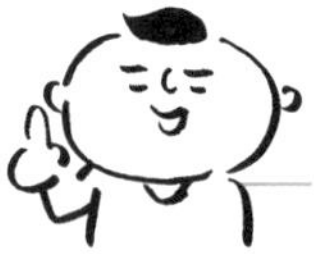

電車の中でのうたた寝は、朝は目覚めた脳をまた鈍らせ、夜は睡眠の質を落とすことに

13

運動

コロナ禍の在宅運動不足はこうして解消する

日常の動作に少しずつ負荷をかける

在宅勤務の際は、場合によっては1日中室内にいるため、通勤をしているときに比べて、著しく運動不足になることがあります。運動不足は万病のもとになることもあり、避けなければいけません。

とはいえ、わざわざ身体を動かす時間、運動する時間を作るのは難しいという人も少なくない。そこでお勧めするのが、家の中でも普段の活動に、プラスαをすることで、日常動作の負荷を高め、消費カロリーを高めることです。これが、最も多くの人が取り入れやすい運動不足解消法だと思います。

たとえば、歩くときに「つま先歩き」や「かかと歩き」をする。簡単に思えますが、やってみると思ったよりも疲れます。

また、広めの部屋や廊下を使って、歩きながら肩を肩甲骨から回したり、身体をねじりながら歩くのも効果があります。

少なくなった歩きの中に、ひと手間を入れることで消費カロリーを増やすのです。少しでも多くの筋肉に刺激を与えることで、ストレッチ効果もあります。

イスに座ったまま腹筋に力を入れ、抜く

歩き以外でも、こんな方法があります。イスに座るときにはなるべく姿勢を良くし、腹筋に「力を入れる」「力を抜く」を繰り返すのです。あえて強い力を入れ、5秒くらいで元に戻るのがポイントです。お腹を出すように膨らませるといいでしょう。肩甲骨を寄せたり離したりするのもオススメです。

「腹筋や背筋のトレーニングをやりましょう」と言ってもなかなかできないですが、イスに座って身体を反らせたり、ゆるめたりして腹筋や背筋に刺激を与えるだけでも、

身体が温まったり、肩まわりや腰がラクになったりします。血流が良くなるので眠気覚ましにもなりますし、過剰なトレーニングにならないので、在宅ワークの人にはお勧めです。

オンライン会議の合間にできる首のストレッチ

在宅ワークでは、オンライン会議も増えてきます。全員が画面に入ってくる前のちょっとした時間に、映像をオフにして、首を左右に回して首のストレッチを行ったりするのも効果的です。リフレッシュ効果もあります。

会議中にも画面を消してもいいのであれば、それこそ会議をしながら首を回したり、右を向いたり左を向いたり、イスに座ったままでやるだけでも肩こり予防、眼精疲労予防になります。

運動不足解消のための時間をわざわざ作らなくても、何かのついでで、何かをやりながら、というところがポイントです。一度仕事を止めてまでやることだと面倒ですが、そうでない手軽な取り組みなら続きます。

ただでハードな運動ができる自重トレーニング

もし余力があるようなら、先にも触れた階段を使ったエクササイズに取り組んでみたり、「自重トレーニング」もいいと思います。畳一畳のスペースがあればでき、必要な道具は自分の身体だけ。

たとえば「プランク」。うつぶせに床に向かい、肘を付け、背中をまっすぐにして背中とお尻を伸ばします。このまま30秒。これだけでも相当な運動になります。パッと目が覚めますから、昼間の眠いときの目覚ましにも有効です。

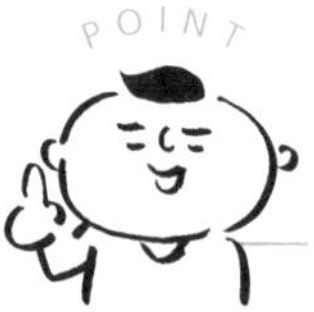

通勤という歩く機会を奪われる在宅勤務では、自主的に運動の機会を見つけていこう

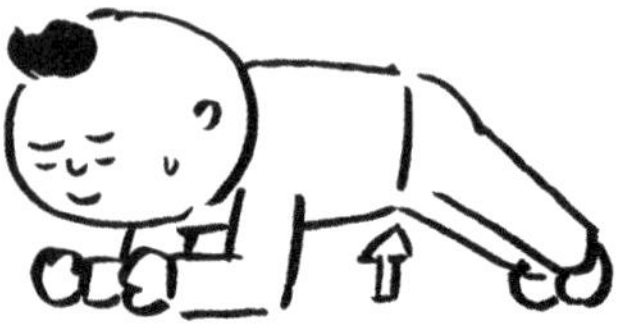

14

運動

在宅だからこそ試したい2大健康アイテム

ストレッチボード

自宅で手軽に運動に使え、効果も高いアイテムを2つ、ご紹介しておきたいと思います。ひとつは、「ストレッチボード」です。これは、足を乗せる部分に傾斜がついたボードです。

乗ると、かかとや足首がピンと伸び、ストレッチ効果とマッサージ効果が得られます。肩こりや腰痛の改善、筋力アップにも一役買ってくれるほか、むくみの解消なども期待できると人気です。

私は、実は2個使っています。右足用と左足用です。通常は、1つで両足を乗せら

ストレッチボード

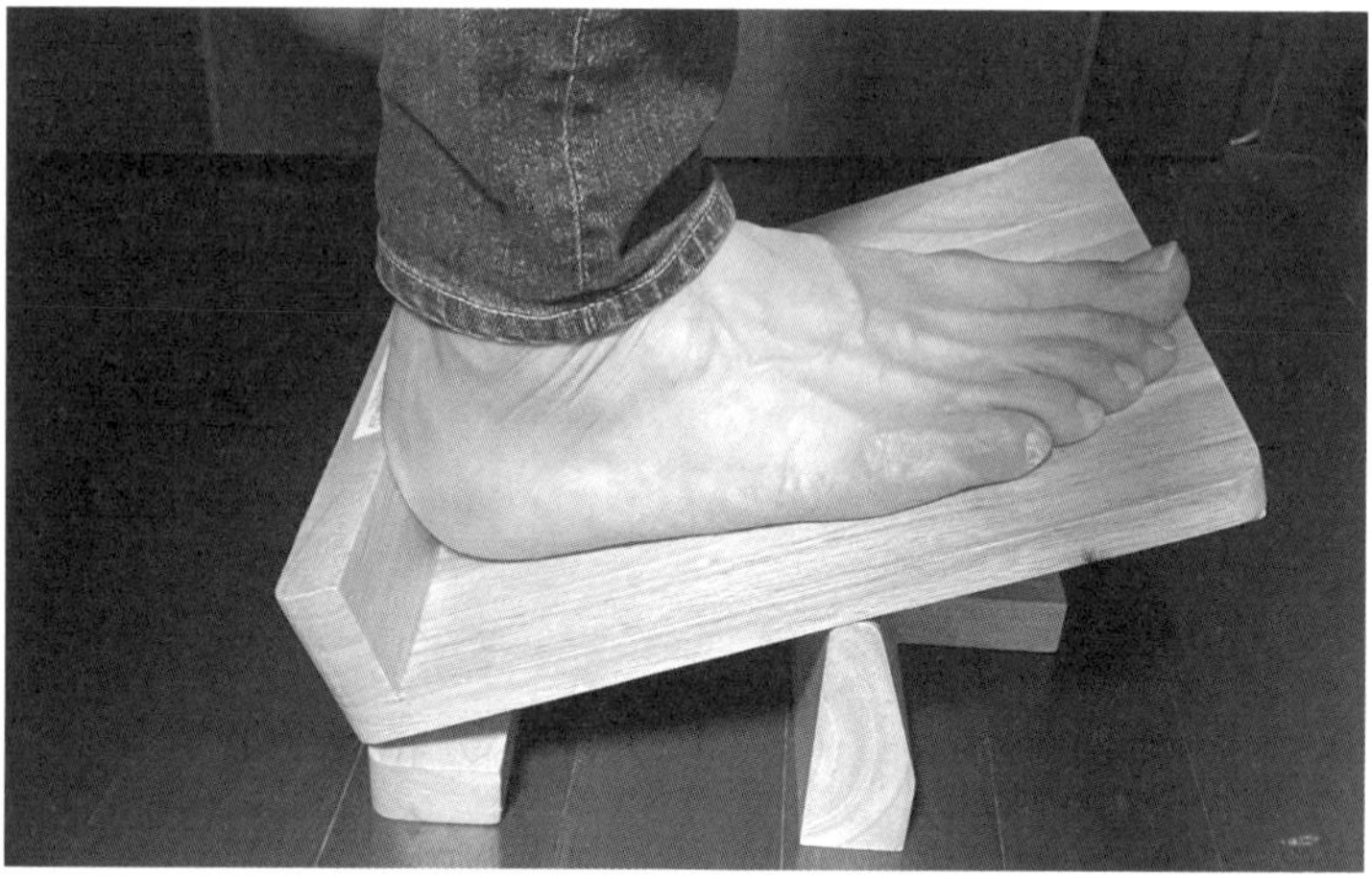

れますが、私は右足と左足で角度を変えたりして、よりストレッチ効果を得られるように使っています。

ストレッチにもいいのですが、私がとてもいいと感じているのは足首を鍛えられる点です。足首は、実はとても大事な部位。年を取ってシニアの人たちがつまずきやすくなったり、転倒して転んだりしてしまうのは、足首が硬くなっているからです。足のつま先が上がらなくなって、ひっかかって転んでしまうのです。

また、足首が柔らかいと、歩くときに疲れづらくなります。ふくらはぎが伸びて、血流も良くなる。いいことずくめなのです。

昔からある商品ですが、今ではいろんな形状、材質、色のものがネットなどでも売られています。価格もさまざま。個人的には肌触りが良い木製がお勧めです。

冬の寒いときも、やっていると身体が温まります。

トランポリン

もうひとつ、新型コロナウイルスで緊急事態宣言が発令されていた頃、ネット上で人気になっていたのが、一人用の小型トランポリンでした。

実は私が2016年にCHO室を立ち上げてから、最初に会社でブームを作ったのが、トランポリンでした。その魅力を社員に伝えたところ、30人を超える人たちが購入したようです。その魅力のひとつは**腰痛を緩和する可能性があることです。**

腰痛の人は、揺れながら少しずつ前屈していくことをお勧めしています。前屈すると腰のあたりが伸びて、トランポリン効果ともいうべき独特のストレッチがかかってくるのです。そうすると、普段はなかなか前屈しても味わえないような気持ちよさを味わうことができます。腰痛が緩和したというケースも少なくありません。

また、トランポリンを使ってジャンプすると、自分の重さがよくわかります。1分跳んだあと、地面に降りてジャンプしてみると、ものすごく身体が重く感じるのです。それがわかると、おかしな姿勢を取っていることの危うさに気づくことができます。姿勢の大事さがわかるのです。そうすると、姿勢に気をつけるようになる。身体が整えられていくのです。

1人用なら、送料込みで数千円で買えるものもあります。置けるスペースがあるなら、マンションでも下に響くことはありませんから大丈夫。子どもがいる人は、子どももトランポリンの上でバランス感覚が整い、身体能力も高まります。

POINT

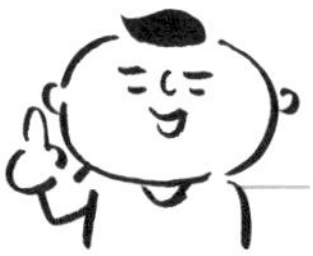

ジムに通うのもいいけれど、
ちょっとした設備投資で自宅でできることはたくさんある！

第4章

「リフレッシュ」&「マインドセット」

頭と心を整えスランプを減らす

疲れるのは身体だけではありません。脳や心も疲弊します。

仕事で神経をすり減らすこともあるでしょう。

人間関係に悩むこともあるでしょう。

また「心」を「亡くす」と書いて「忙しい」と読みます。現代のビジネスパーソンは毎日忙しい日々を送っているので、そのなかで自分を見失ってしまうこともあるかも知れません。

そんなときに、どう心や脳のケアをするのか。そのリテラシーがないと、長い職業人生を走り抜くことはできません。

もちろん、ただ「ポジティブになろう」というだけでは問題は解決しません。むしろ誤用により悪化させることも考えられます。

特にコロナ禍以降は、在宅勤務の増加などにより、孤立することで心身に支障を来す人が増えている傾向にあります。

心と脳のコンディションを整えるメソッドを、ぜひ身につけてください。

1

リフレッシュ

ネガティブな気持ちを「香り」で切り替える

好きな香りで気分をリセットする

仕事をしていて嫌なことがあったとき、さまざまな対処方法があります。最もやってはいけないのは、嫌な気持ちを引きずってしまうことです。イライラしたり、不安な気持ちを長引かせること。

そんなときのために、香りで気分を変えるという方法があります。ネガティブ思考やマイナスのスパイラルに入っていきやすい人は、自分の好きな香りを見つけておいて、それで気分をリセットするのです。

嗅覚は五感の中でも最も鋭い、とは先にも書いたことですが、**嗅覚と脳には深いつ**

ながりがあります。香りによって脳の状態を変化させることができるのです。5秒でもいいので集中して香りに意識を向けると、一気に切り替えられたりします。

何かネガティブなこと、マイナスなことや悪いことがあったら、それに対してあれこれと考えず、とにかく好きな香りを嗅ぐ。香りを嗅いで一気に切り替えることを、意図的に習慣づけてしまうのです。

最近では、会社でアロマを置いていたり、席での使用を推奨している会社もあるようです。アロマも、ずいぶん安価なものも出てきました。職場で心地よいアロマを使うことが難しいなら、デスクの上でディフューザーやスプレーを使う方法もあります。

アロマが無理ならガムで代用

どんな香りがリフレッシュに効果的かは人それぞれですが、私の例を紹介しておきましょう（表参照）。

こんなふうに、香りを使って、気分転換プラスαで仕事モードにも使うことができます。また、香り付きのガムを噛むだけでも効果があります。さっぱりした香りのガ

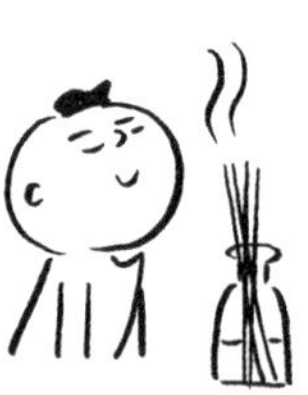

平井式アロマ術

リラックスしたい	ラベンダー
やる気を高めたい	サンダルウッド
眠気を覚ましたい	レモン
イライラしている	ペパーミント

ムもいいですし、コーヒーの香りもいいでしょう。

しかもガムは、噛んでいるうちに顎まわりが緩み、怒りや不安による緊張感もやわらぐという効果もあります。

顎が緩むと、顔全体が緩みやすくなります。怒りっぽい人は、常に眉間にしわを寄せていますが、顔の表情と感情はつながっているのです。顎まわりをゆるませることで表情を柔和にさせ、心をやわらげる作用にもつながります。

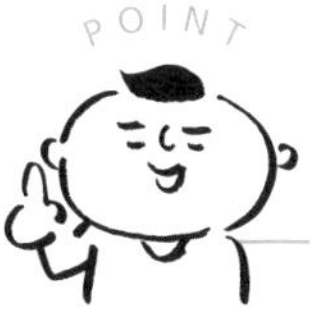

気分転換には散歩や音楽も効果的ですが、短時間でリフレッシュしたいなら香りが一番

2

リフレッシュ

雑念を取り払うDeNA式メンタルセルフケアメソッド

ネガティブな感情を瞑想で浄化する

誰でも、嫌な気持ち、堂々巡りの悩みを、ぐるぐると頭の中に巡らせてしまうことがあります。下手すると1週間以上、同じことで悩み続けている人もいる。そうすると、実はそんなに悪い話でもないのに、被害妄想が大きくなってしまったりするケースもあります。頭の中はそのことでいっぱいになり、仕事にも手がつかなくなる。

そんなときに、雑念を取り払うためのメソッドがあります。DeNAで精神科医で禅僧の川野泰周先生と一緒に考えた、メンタルセルフケアメソッドです。

これは、情報に溢れ、マルチタスクで頭の中がグシャグシャになりやすい人に向けて、目の前に集中することの実践を促すというメソッドで、ネガティブな感情が渦巻いてしまうことの対処策としても有効です。

瞑想をルーツにしており、「呼吸の瞑想」「歩く瞑想」「食べる瞑想」「メンタルコンテキストスイッチ」の4つがあります。それぞれ、動きながら、働きながらでもできるようになっています。

「歩く瞑想」はすでに「マインドフル・ウオーキング」で紹介済みなので、ここでは残りの3つについてご紹介します。

呼吸の瞑想

「呼吸の瞑想」は、通勤時や業務中など思い出したときにやるといい瞑想です。

やり方は簡単。鼻から息を吐き、息を吸うことに意識を向け、呼吸の出入りの観察を続けます。他のことが思い浮かんでも、再度、呼吸への集中を続けます。

このように呼吸だけに集中することで、雑念が湧きづらくなります。坐禅中の僧侶は、呼吸に意識を集中させているのですが、これと同じアプローチです。

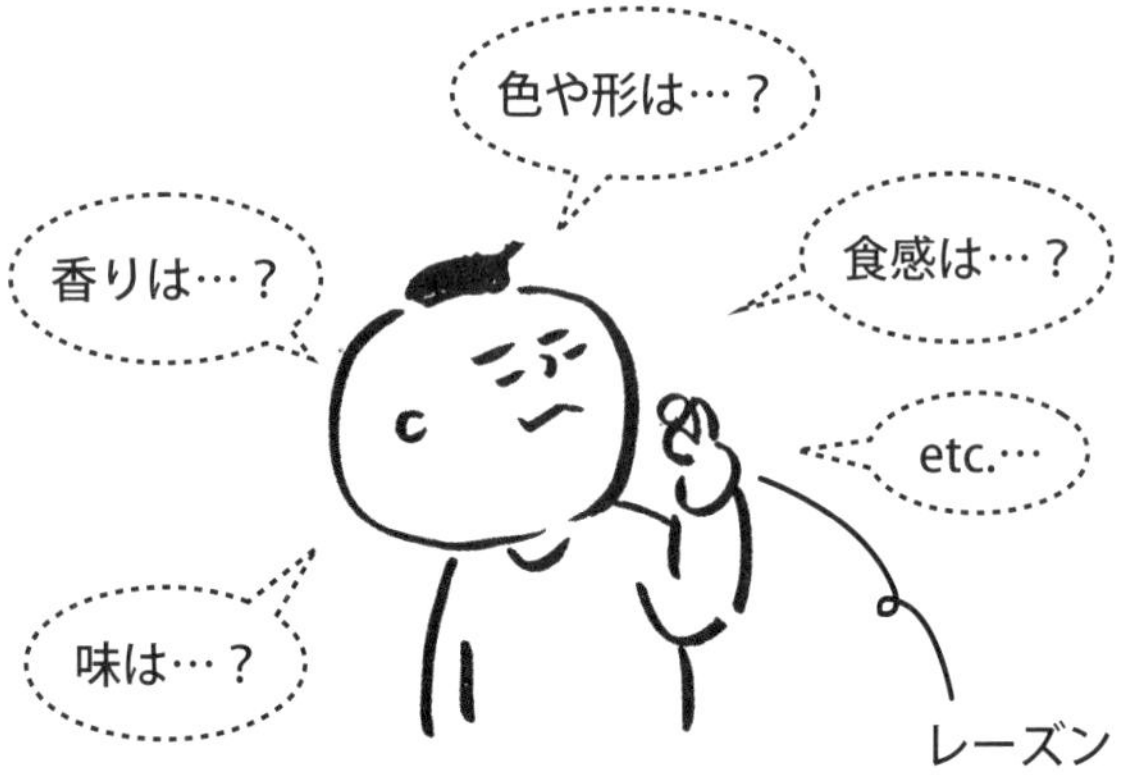

食べる瞑想

「食べる瞑想」は、文字通り食べる時に行う瞑想です。

まず口に入れるものを自分で観察します。そして嗅いだり、舌で味わったり、五感を駆使して一つの食べ物を味わい尽くします。そうすると今まで、何気なく食べて来たものの本当の味や香りがわかり、食べることに没頭することで頭のリフレッシュにもなります。

食べる瞑想の代表的な使用食材はレーズンです。まずレーズンを手に持つところから始め、色や形や重さや質感を観察。

次に目を閉じて匂いを嗅ぎ、舌の上に乗せます。そして何も味がないところから、ひとくち噛んでどんな甘みなのかを実感します。

　普段なら、何気なく、何の記憶もないままにレーズンを食べてしまうわけですが、一つ食べることに集中し、味わい尽くすことで、仕事によるモヤモヤは消えていきます。食べることで、リフレッシュ効果をもたらす瞑想です。

メンタルコンテキストスイッチ

「メンタルコンテキストスイッチ」は、マルチタスクの切り替えの際に行います。Aの仕事からBの仕事に移る際、息を止め、手足、腹筋などにギューッと力をこめて筋肉を収縮させたまま3秒間、それからフッと抜く。これを2回繰り返します。

　その後、呼吸をすると全身に血流が行き渡り、それまでとは異なる感覚になって気分転換ができます。次の仕事に切り替えるとき、前の仕事を引きずることなく移れます。

「呼吸の瞑想」「歩く瞑想」「食べる瞑想」「メンタルコンテキストスイッチ」。この4

つの取り組みのうち、いずれか一つでも2週間継続すれば、ストレスによるネガティブな影響を受けづらくなることがわかっています。実際にDeNA社内で行った検証においても、点滅する光に対する反応速度をはかる検査手法を用いて客観的に疲労度を計測したところ、これらの取り組みを2週間続けることで疲労が軽減し、気分の状態も改善することが示されました。

ぜひ日常生活に取り入れてみてください。

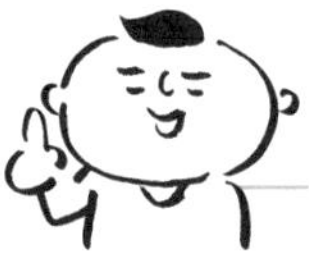

瞑想はなにも特別な儀式ではありません。何気ない日常のなかに瞑想を取り入れよう

3

リフレッシュ

身体を動かすことで心を整える

立ち方ひとつで、心を整えることができる

香りや瞑想では気持ちの切り替えが難しいという場合には、身体を動かすことで効果があります。一挙手一投足でも、心を整えることができます。

先に、緊張しているときに歩くことで心の変化につながることを書きましたが、最も手っ取り早いのは、立ち方を変えることです。立ち方でも心を動かせます。

腰を入れ、腹筋背筋に適度に力を入れ、背中と首をまっすぐにし、頭の位置を高くして立ってみましょう。力士が土俵で立っているときのイメージで、そんな立ち方をしてみると、自然に腹が据わり、心が落ち着きやすくなります。

昔の人たちはよく、「腹が据わる」という表現を使っていましたが、これは腰が入った状態であり、心が落ち着いている状態を表しています。この状態を、立ち方でつくり出すのです。

逆に、腰が入っておらず、膝も緩んでしまうと、腹は据わらない。これでは、心も落ち着かないのです。ところが、こういう人が現代にはたくさんいます。

「心身一如《しんしんいちにょ》」という言葉もあるように、心と身体はつながっているとされています。気持ちを切り替えたいときには、身体を動かすのも、ひとつの方法です。一流の武道家や武術家が、精神も落ち着いているのは、このためです。

空手や合気道をやっている人は なぜ姿勢がいいのか

先に書いた「体重計で最も重い体重を出す」イメージもそうですが、グッと腰を入れて、お腹を前に出し、息を吸って下腹を膨らまそうとする状態は、腰が入って堂々とした感じになります。

そしてこのとき、呼吸がとてもしやすい状態になるのです。「上虚下実《じょうきょかじつ》」という言

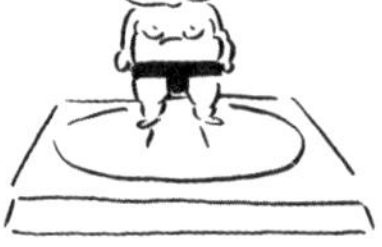

葉がありますが、上半身の力は抜けていて、下半身の力が充実している状態。こうなると、脈が安定しやすくなり、心が落ち着いてくると言われています。この立ち方をぜひ、覚えてほしいと思います。

空手や合気道をやっている人に、姿勢がいい人が多いのですが、まさにあの姿勢です。立ち姿が自然だと、身体に負担がかからずラクですし、コンディションもよくなるはずです。

その場でジャンプする。腕を下に引っ張る

うまく立つためのひとつのヒントは、その場でジャンプしてみることです。ジャンプして最後に着地したとき、膝をピーンと伸ばしてみる。

女子ゴルフに畑岡奈紗さんという若手プロがいますが、彼女は打つ前にいつもジャンプしています。そして、世界ランキングで上位に入っています。

実は立ち姿とメンタルには、密接な関係があります。メンタルがおかしいときには、まっすぐに立てないのです。寄りかかってしまったりする。2本の足で立てない。逆

に、良い姿勢で立っていれば、心も落ち着いていきます。

うまく立つためのもう一つのヒントは、腕を下に引っ張られている感じで立つことです。地球に引っ張られているようなイメージを持つと、肩の位置がまっすぐになります。

これからは太極拳の時代

中国の太極拳は、立ち方を定めることで心を変えていくものだと私は思っています。それを理解して、中国人は太極拳をやっているのではないでしょうか。

ハーバード大学では今、太極拳は「No Pain, Big Gain（副作用のない、効果の高いもの）」なものとして、研究が推し進められています。

今後は、太極拳を朝取り入れるのが、日本のエグゼクティブでも最先端の取り組みになるかもしれません。ジムに行って身体をガンガン鍛えるより、これからは立ち方や歩き方が求められてくるだろうと私は考えています。

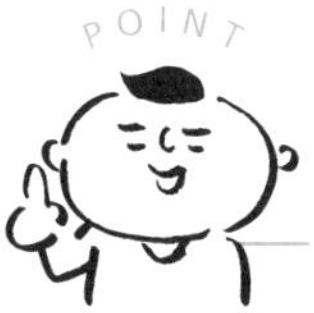

体がシャキッとすれば気持ちもシャキッとします！

4

リフレッシュ

森林浴やワーケーションで心を整える

森の中をただ歩くだけでリフレッシュ効果がある

心身に疲れを感じて、心と身体にアプローチしても、なかなか回復できそうにないのであれば、場所を変えて木々が豊かな場所に行くのもひとつの方法です。夏であれば涼しい場所、冬であれば暖かい場所を選び、そこにある森の中をただ歩くだけで構いません。

薬を使わない医療行為が広がっているドイツでは、森林浴は医療行為として保険適用にもなっているほどです。ドイツの医療行為としては、木に触ったりするなど、いろいろな条件があるようですが、森の中を歩くだけでもクナイプ療法と呼ばれる自然療法につながります。

また森の中を歩くと、鬱になりづらかったり、鬱の人を連れていくと回復しやすくなったり、認知症の進行をゆっくりにするという研究結果も報告されています。

森は「気」の良さも含めて、人間がエネルギーを取り戻せる場所なのかもしれません。

ワーケーションでリフレッシュ

私は地方出張の際、できるだけ木々豊かな場所や湧き水が出る場所を探して行き、心身を休ませています。そうすることで、都心では味わうことのできない深いリラックス状態に入ることができます。

健康経営の合宿で話をしてほしいということで招かれたことがきっかけで、山梨県で医療法人が作っている宿泊施設「フフ山梨」にも何度か訪れました。森林浴はもちろん、道場があって坐禅ができたり、ヨガができるプログラムもあります。

こういう場所で、企業の新規事業チームの合宿をしたりすると、心身もリフレッシュでき、新しいアイデアの創出にもつながると感じています。

これからの働き方において、森林浴ができるような地方でのワーケーション（バケーションとワークを組み合わせた造語／リゾート地などで家族と過ごしながら仕事をする）やウェルネスツーリズム（スパ、ヨガ、フィットネス、ヘルシー食などを通じて心と身体の健康を意識した旅）などは、働く人たちのパフォーマンスアップにつなげようと、いろんな企業が取り入れていくと思います。観光地やリゾート地で休暇を取りながらリモートワークする働き方であるワーケーションは、国も進めようとしている取り組みであり、今後は大きく広がると思われます。

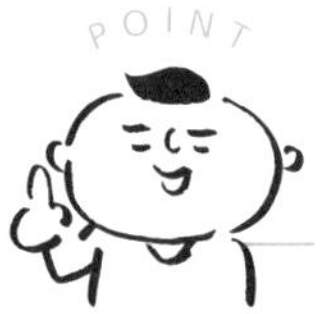

都会にいてはなかなか得ることができない自然のパワーを
たまには摂取しに行こう

5

リフレッシュ

在宅勤務のオンとオフを切り替える3つのスイッチ

在宅ワーク中の「オンとオフ」の切り替え方

リモートワークでは、従業員の残業時間が増えている企業も少なくありません。調べてみたところ、仕事の時間に自分の趣味のインターネットサーフィンをしてしまって、プライベートと仕事の境目が曖昧になってしまい、生産性が落ちて時間が超過するケースもあるようです。

在宅で仕事をすることになってから、仕事とプライベートの切り分けができず、ずっと仕事モードになってしまって集中力が散漫になったり、ずっとストレスを感じているという声が聞こえてくるようになりました。

オンとオフを切り替えるためのシンプルな対策は3つです。時間で区切ること。場所で区切ること。体感（温度、香り）で切り替えること。この3つです。

時間で切り分ける

オンとオフがしっかり切り替えられない原因は、予定が組めていないことが大きいようです。まずは1日の計画を立てることから始めましょう。仕事のオンとオフの時間だけでなく、食事の時間や散歩の時間、仮眠の時間などもすべて組み入れてしまう。そうすることで、オンとオフはもちろん、1日の流れがしっかり見えてきて、仕事効率のアップにもつながります。

予定が決まれば、スケジュールソフトなどに仕事の時間と休憩時間をしっかり入れ、それに則ってきちんと行動していきます。

決めた時間に仕事と休息をとることで、メリハリを出すことができます。結果として、モチベーションのコントロールができ、生産性の低下や疲れの蓄積を防ぐことができるでしょう。

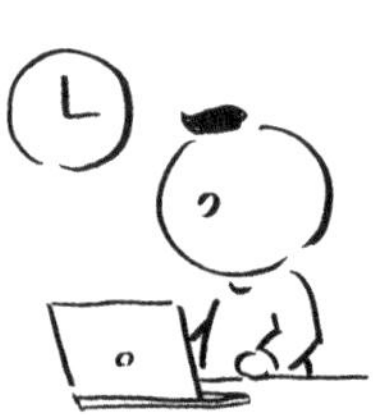

場所で切り分ける

以前にも紹介しましたが、脳はその場所が何をする場所なのかを覚えています。なので、オンとオフも、明確に場所を分けることで切り替えがスムーズになります。オフィスにいるときには、コピーをとりに行ったり、会議室に行ったり、ランチに出かけたりと、場所を何度も移動する機会があります。しかし自宅では、それほど移動する機会は生まれません。また、仕事も食事もダイニングテーブルという家庭もあるでしょう。そうなると、なかなかオンとオフの切り替えが難しくなります。

そうならないために、「仕事用のイスを決めておいて、休むときにはそのイスを使わないようにする」といったことを意識することも大切です。

また、休憩時間はパソコンの前から離れて、スマートフォンも機内モードにするなどして、本当に休むことがポイントです。Wi-Fi環境下だと、ずっと連絡が入ってきてしまいます。休みの時間をしっかり取るには、そうしたネット環境下からも遠ざかり、強制的に仕事をしないようにすることが必要です。

体感で切り分ける

五感を使うことでオンオフを切り替えるのも効果的です。

たとえば、オンの時とオフの時で、違うアロマの香りを使ってみることです。会社では香りを充満させることはできませんが、在宅であれば誰に気兼ねすることなくアロマを使うことができます。

また、シャワーを活用して、シャワー後に休憩をとるなどして、仕事とプライベートの線引きを行うのもひとつ。特に夏場のシャワーはすっきりとした気分を演出することにも役立ちます。これも在宅ならではのオンとオフのスイッチングです。

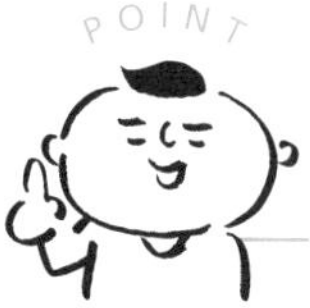

「なまけてしまわない」以上に「働きすぎてしまわない」ためにも、オンオフのけじめはしっかりつけましょう

6

在宅

10分に一度天井を見て身体の硬直を防ぐ

仕事環境としては家は未整備

在宅ワークで多くの人たちが生産性を下げていることが、いろいろな企業の調査でわかってきています。残念ながら、自宅には最高の作業環境がないからです。

多くの場合、自宅のイスや机は長時間の作業に向いていません。簡易的な机だったり、イスだったりして、仕事用ではないのです。こうなると、姿勢が崩れやすくなり、疲れを誘発します。その結果パフォーマンスが落ちることは、ある意味当然です。

また、そうした状態のままでいると、腰痛や肩こりにもなりやすく、集中力の低下を招くことになりかねません。

何度も書いているように、**頭の重さは体重の約10%、5〜6キロにもなります。**言ってみればボウリング球を首の上に乗せているようなものなのです。頭の位置が身体の真上にないと、首の骨や背骨に大きな負担をかけるため、身体に負担をかけやすくなります。

対策としては、ひとつは設備に投資をすることです。145ページでも紹介しましたが、座り仕事に適したイスもあります。可能であれば、イスや机は、できるだけ仕事用のものを用意する。本当は会社に用意してもらいたいところですが、会社が用意してくれないのであれば、自分で用意するしかない。

また、PCのディスプレイが常に目の前にあるような位置にセットして首への負担を減らします。そのためには、モニターアームを用意したり、ノートPCであれば、傾斜台などを用意することが賢明です。

同じ姿勢で作業し続けることを回避する

会社のオフィスと異なり、周囲に誰もいない環境で仕事をしていると、ついつい時

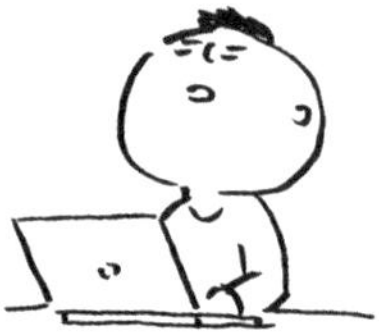

間を忘れ、長時間パソコンのキーボードを叩き続けているということにもなりがちです。人体は同じ姿勢でいると、血流が低下し筋肉も硬くなりやすく、体温も低下しやすいです。

これを回避する方法は、イスでも床でもどこに座っていても、姿勢を整えることを30分に一度でいいので意識することです。たとえば、**定期的に天井を見るようにして、頭の位置を整えるのです。**

首を右や左に回すのも有効です。頭は前に出やすいので、いかに後ろ（背中と後頭部を一直線にした位置）にしておけるか、意識すること。

集中していると時間を忘れてしまう、ということであれば、スマートフォンのアラームを活用してもいいと思います。ちょっとした工夫で、忘れずにストレッチをすることでひどい状況にならずに済むのです。

どうしても姿勢が悪くなりがちな人は、「ひとつの姿勢を長時間続けない」ということだけでも意識しておくことです。自分の姿勢のクセを知り、その逆の動きを取り入れることで、身体をリセットさせるよう心がけます。

ほとんどの人が前に丸まるように猫背になるため、伸ばしたり上を向いたりすることが、最もシンプルな姿勢の戻し方です。トイレに行くたびに、なにかひとつ運動をしてみるのもいいでしょう。

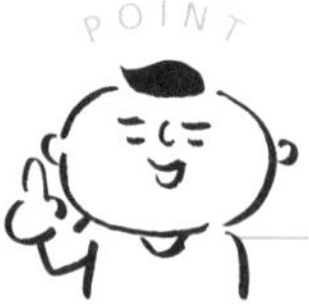

放っておくと頭と目線は下に向きがち。気が付いたらその都度高い位置に戻そう

7

マインド

パフォーマンスを向上させるマインドセットの3ステップ

リラックス＝ベストパフォーマンスとは限らない

パフォーマンス高く働く上では、メンタル面の充実は欠かせません。では、仕事のパフォーマンスに大きく影響するメンタルを、ベストな状態にするためには、どうマネジメントすればいいのか。

まず、知っておくべきことは、**メンタルのベストな状態とはどのようなものなのか、**という定義についてです。

メンタルの良い状態を、何もストレスがなくリゾート地でリラックスしているような状態をイメージしている人もいますが、実はそうではありません。

たとえば、締め切りに追われているときは、焦りながらも冷静さも併せ持ったような研ぎ澄まされた状態が合います。事業計画が行きづまりそうなときは、適切な不安と恐怖心を抱き、追い込まれながら火事場のバカ力で突破口につながる思考や行動を起こしていく必要もあるはずです。

つまり、そのときそのときの置かれている状態に合わせた精神状態をつくることが、優れたパフォーマンスの発揮につながるのです。それをコントロールできるようにすることが、メンタルマネジメントだということです。

したがって、一般的にメンタル面が安定している状態が、すべての状況に対してベストだとは限りません。焦っている状態に陥ったとしても、その上で優れたパフォーマンスが発揮できるように、そのときどきに適切な力を出せるようにすることが大切です。リラックス＝ベストパフォーマンスではないのです。

メンタル面のコントロールでは、私は3つのステップを心がけています。

ステップ1　現状分析

最初にやることは現状分析です。

まず、そのとき行う仕事において、どのような状態がベストなのかを思い浮かべます。

次に自分の感情を観察し、喜怒哀楽、焦り、ゆるみ、恐怖感、幸福感。今、どんな感情にあるのかを把握します。

そして身体を観察します。脈、体温、身体のこわばり、動き。風や声の音の聞こえ方、風景の見え方。

このようにして現状を理解できてから、理想の状態とのギャップを把握し、それを言語化します。

ステップ2　身体の動きで心にアプローチ

次に、観察結果をもとに、そのギャップを埋めるために、身体の動きで心にアプローーチします。

たとえば、人前でゆっくり落ち着いて話す場面だとすると、平常心でいたいなら身体の動きから変えていきます。ゆっくり話すのであれば、脈を落ち着かせ、呼吸筋を意識して呼吸する。身体の緊張を感じるならストレッチをする。気持ちを高揚させたいなら速く歩いたり、走る。

このようにして身体を動かすことで、マインドを理想の状態にもっていくのです。

ステップ3　思考で心にアプローチ

最後が、思考やイメージによるアプローチです。

職人的な作業のように、集中力を高める必要があるのか。発想力が必要となる仕事でアイデアを出さなければいけないのか。人を引っ張るような仕事で、エネルギーが必要なのか。ここで求められるのは想像力です。

目をつむり、自分の姿を思い浮かべ、あるべき姿をまず頭の中で描き切る。アスリートが試合前に行っているテクニックです。

ゴルフの世界で伝説を作ったジャック・ニクラウスは、ラウンド前に頭の中で自分が主人公の映画を描いていたそうです。そのシミュレーションをしていく中で、やるべきことは状態に合わされていく。変化させていくのです。

仕事をするとき、いきなり仕事をするのではなく、たとえば、緊張しやすい人なら友達と話しているときのようなリラックスした会話をイメージしてから会議に入るなど、1~2分でもイメージトレーニングをする。それをするかしないかが、その先のパフォーマンス発揮に対して大きな影響を及ぼすのです。

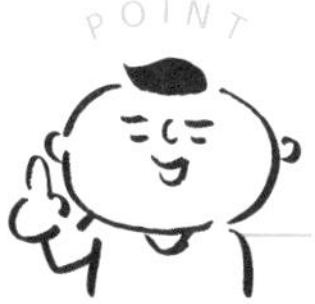

自分の理想のイメージがわかっていないと、それに近づくことも難しい

8

マインド

周囲に惑わされず自分軸を作り主体的に動く

メンタルが強い人たちがやっていること

自分のメンタル面が弱いと思っている人のひとつの傾向として、「他者評価に依存している」「自分のやるべきことを自分で決められない」といったことが挙げられます。

これは、DeNAでCHO室を立ち上げてから、メンタル不調になったことのある人にヒアリングをした結果でもわかりました。まわりの目を必要以上に気にしたり、自分のやるべきことがわからず、何でも受け入れてしまう。ずっと周囲が気になっていると、神経も疲れてくるし、不安な状態が続きます。

こういう状態だと自覚する人がやるべきことは、仕事のミッションの確認をしっかかり行うことです。それが部署にとって明確でないなら、すんなり仕事ができるよう自分で言語化したり、自分でミッションを作っていく必要があります。実際、メンタルの強い人たちは、これをやっているのです。仕事に想いが乗っているので多少のことではへこたれません。

ミッションが明確になれば、あとはそこに向けてやるべきことをリストアップし、スケジュールを立て、自分のペースで動くようにするだけです。明確化と言語化、自分への落とし込みです。ミッションが自分事になると「自分軸」ができます。当たり前のようで、意外とこれができていない人が少なくないのです。

こういう基本的なことができていなくて周囲の目ばかり気にしていると、だんだんメンタルがおかしくなったり、疎外感を抱くようになってしまうこともあります。

自分のミッションやビジョンを明確にしていくこと、「他人主体」の生き方から「自分主体」の生き方にシフトすることで、メンタルも安定しやすく、仕事のパフォーマンスが思うように発揮できるようになります。

自分視点を持つためのアドラー心理学

仕事で自分軸を明確にしていくと、生き方にもビジョンのようなものが見えてきます。外部環境に振り回されにくくなるのです。大ベストセラーになった『嫌われる勇気』でアドラー心理学が注目されました。アドラー心理学は、「個人心理学」とも言われており、メンタルに悩んでいる人にはこの本を勧めています。

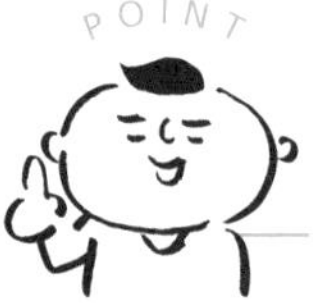

何をすべきか、何をしたいのか。人の目より自分の心を気にしましょう

9

マインド

会社選びではなく仕事選びをしてみる

仕事が充実しても夢中になれない場合

自分軸をつくり、自分が生きていく上でのビジョンのようなものが見えてくると、メンタル面の不安定さが薄まってくるようです。

ところが、仕事が充実してきても「今の仕事に100%集中できない」「なぜか夢中になれない」という声が聞こえてくることがあります。

そういうときには、その仕事である程度の成果を残せているか否かは関係なく、自分が関心を持てそうな業界の人たちに会いに行き、話を聞くことを勧めています。

また、インターネットや本で興味を持った人がいたら、片っ端から連絡してみるのも、ひとつの方法です。最初は興味の矛先が広範囲にわたるかもしれませんが、少しずつ絞られていくはずです。

こうした活動はプライベートの時間にしかできないかもしれませんが、少しずつでも行動することが大切です。

「will」「must」「can」で仕事を考えてみる

日本で働いている人のうち、最も健康寿命が長いのは、中小企業の経営者だということを経済産業省の講演で聞いたことがあります。[注5]

自ら主体性を持ってやりたいことをやれている人は、メンタルにダメージを受けにくい。その象徴的な例だと思います。

自分の心が突き動かされることを仕事にするのは、健康かつパフォーマンス高く生きていく上で、とても大事なことです。

では、どうやったら、そういう仕事に出会えるのか。興味関心がある程度、絞られ

［注5］
https://www.u-tokyo.ac.jp/focus/ja/features/f_00048.html

てきて、取り組みたいことが漠然とでも見えてきたら、「ｗｉｌｌ」「ｍｕｓｔ」「ｃａｎ」を考えてみるといいと思います。

自分の「ｗｉｌｌ」を第一にしながら、会社の「ｍｕｓｔ」と、その実現に向けた「ｃａｎ」を考えてみるのです。自分が最もやりたいこと、かつ、やれること。それが会社にできるか。また、自分一人でできないのであれば、仲間集めをしながら、実現に向けて動けるかどうか。このことを自問自答してみましょう。

健康経営に出会って別人のようになった

実は私自身、２０１５年に健康経営に出会うまで、会社員生活は合わないと感じていました（今もそうですが）。ご縁をいただいて中途入社したものの、主力事業であるゲームにはとことん疎く、超アナログ派だったことも関係あるかもしれません。

社員は優秀な人が多く、「どんなサポートをすれば喜ばれるのだろうか」「会社やみんなの役に立つことができないか」と考えながら、名案が思い浮かばない日々を過ごしていました。そしてたいていは定時に帰り、ゴルフが上手くなるための方法を考え続ける生活を過ごしていました。

ところが健康経営に出会ってからは「すっかり別人になった」と当時を知る人からは言われます。毎日朝から晩まで一心不乱になって働き続け、今では許されませんが毎日夜中まで仕事をする日々が始まりました（おかげさまでゴルフの腕は下降の一途を辿りました）。

私自身が過去に経験してきたこと、学んできたことが活かせて、興味関心のあることが学べて、それによって社員、さらには会社の役に立てる。この仕事が、楽しくてしょうがなくなっていったのです。

しかも、健康経営を進める中で、DeNAや私自身も、健康経営業界の中において知名度が上がっていきました。健康経営の講演をする際、「健康経営は働く人の生産性向上につながる」と話していることもあり、率先垂範しなくてはいけないと、日々己を奮い立たせています。

ゴルフのことばかり考えていた当時の私のような状況で、転職という選択肢がよぎっている人がいるかもしれません。転職をするのも一つの方法ですが、まずは今の職場でできる方法がないかを考えてみることを勧めます。私のようなケースはきっとあると思うからです。挑戦し、敗れてからの転職でも良いかもしれません。

そもそも転職してもやりたいことができる保証はありません。また、一見すると不可能に見えることに挑戦することで、新しい人との出会いやスキル、センス、知見を身につけるための修業にもなります。

意外なところに、びっくりするようなチャンスは潜んでいるかもしれないのです。

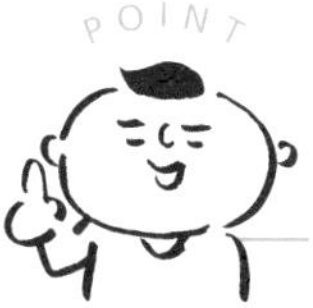

人が一番パフォーマンスを発揮できるのは、やりたいことをやっているとき

第5章

「口」と「目」のケア

仕事のパフォーマンスを高める

人体の器官のなかで、もっとも情報をインプットできるのが「目」です。もちろん、耳や鼻、皮膚からも多くの情報を取り入れていますが、視覚が取り込める情報量は圧倒的です。

だからビジネスパーソンは目を酷使しているのです。会社ではパソコンと書類をにらみ、通勤中はスマホや本、家に帰ればテレビ……。目は、寝るとき以外は休まる暇がありません。定期的に実施しているDeNA社内アンケートでも、目の疲れは「パフォーマンス低下に影響を与えている要因」で、肩こりに次ぎ上位になっています。

また、オーラルケアもこれからは、より切実な問題になってきます。歯周病や虫歯、口臭がビジネスパーソンとしてのマイナスになることは言うまでもありませんが、人生百年時代になり、60代、70代でも現役で働き続けることが当たり前の世の中になってきたからです。そのときに自分の歯で食事ができないようになっていては、働く気力にも差し障ります。

本章では、目と口のケアについて、お勧めの方法をご紹介します。

1 目 パソコンの画面の光から目を守る

30分に一度は他のものを見る

DeNA社内で健康調査をしてわかったのですが、会社で勤務中における健康面での支障のうち、もっとも多くの人が影響を受けているのが、眼精疲労でした。目についての悩みを抱えている人は、想像をはるかに超えて多かったのです。

パソコンの画面を見続けるのは、現代ビジネスパーソンの宿命とも言えます。であれば、モニターの光から目を守るリテラシーは、必須のビジネススキルと言えるでしょう。

一番シンプルな方法は、ブルーライト対応のメガネをかけることです。ただしこの方法は、お金もかかるし、メガネのデザイン性がいまいちな場合継続が難しいです。そこで、お金をかけずに簡単にできる、ちょっとした方法をご紹介します。

まず一つ目は、できるだけずっと見続けないようにすること。たとえば、30分に1回でも、モニター以外の別のものを見るようにします。

「緑」か「遠く」を見る

その際見るのにお勧めなのは、緑や青いものです。これらは目に良い色とされています。眼精疲労が強い人は、自分の好きな景色でいいので、写真をデスクの上に置いて、それを見るようにしましょう。これだけでも視線を変えられて、目の緊張がほぐれます。

あるいは、遠くを見ましょう。画面を見続けていると焦点が固定し、目の特定の部位に負担がかかります。だから視点を散らすのです。

できるだけ遠くを見るようにする。遠くを見て、近くを見て、遠くを見て、近くを見て、と繰り返すと目のまわりの筋肉の血流が促進されます。これを数分、行うだけです。

DeNAのオフィスは高層ビルに入っており、光がまぶしいという理由で、ほとんどの時間カーテンが閉められていました。そこで今は、まぶしくない時間帯は開けて、できるだけ外の景色を見ましょうと啓発しています。

パソコンの設定を最適化する

目が疲れている人は多いですが、これだけ毎日パソコンとスマートフォンを見ていたら、疲れないほうがおかしいとも言えます。であれば、それらを見る際の工夫をしましょう。

まず、見づらいものを見ようとするのが、最も目を疲れさせます。もしパソコンの文字が見づらいなら、**文字のサイズを大きくしましょう。**スマートフォンも同様で、文字を大きくして見たほうがいいでしょう。ちょっとしたことで、眼精疲労は避けることができます。

また、まわりの照明を明るくすることもポイントです。暗いとモニターの画面の光が際立ってしまうからです。暗い画面も疲れやすくなりますが、明るすぎても疲れます。そこで、自分の目にとってやさしい色で周囲を明るくします。

青い色よりもオレンジ色のほうが目にはやさしいと言われているので、オレンジ色の照明を使うと、疲れやすい人にはいいと思います。

文字が目に入ってくるような見方をする

パソコン画面を一点凝視して文字を見ようとするのではなく、文字が目に入ってくるようなイメージで「見えてしまうようにする」のもお勧めです。

わかりにくいかもしれませんが、集中して目に力が入ると目は疲れやすくなります。目の力を抜き、文字を読もうとするのではなく、絵画や景色を眺めるように見ることで負担を減らすことができます。

眼精疲労は集中力低下はもちろん、片頭痛を招くなど脳にも悪影響を及ぼすことがあります。目のケアの方法を知り、対応することで、視力低下リスクを遠ざけることができます。

生産性を落とす気配があれば、すぐに対処したほうがいいのです。

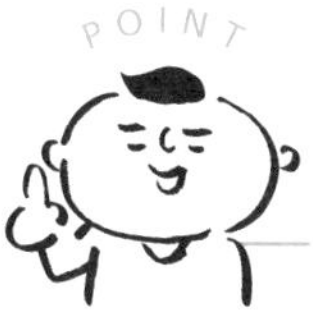

ビジネスパーソンが一番酷使する視覚。
商売道具だと思ってこまめにケアしましょう

2 目

デスクで簡単にできる目のストレッチ

右回転、左回転で目を回す

脳が疲れていなくても、目が疲れれば作業効率が落ちてしまいます。そこで、目を大きく動かすことで、目の筋肉に刺激を与える「目のストレッチ」がオススメです。目のエクササイズになりリフレッシュします。

目の疲れは一点に焦点を合わせ続けることで感じやすくなります。同じ姿勢でずっと座り続けると、疲れを感じやすくなるのと似ています。

だから目の疲れを感じたら、まずは目を動かしてみましょう。目をぐるぐる回すだけでもいいのです。上を見て、右を見て、下を見て、左を見て、と順番に見ていきましょう。

次は、逆の方向でも見ていきます。目の裏の筋肉を使うようにするのです。やっているうちに、右回り、左回りと、かなり速く回せるようになります。

私は目の疲れを感じたときには、背伸びをする時のような感覚で目をぐるぐる回して目のまわりの筋肉のストレッチしています。すると、目の疲労が解消された気分になります。

右を見ながら左を見ようとするストレッチ

右を見ながら左を見ようとしたり、左を見ながら右を見ようとしたり、反対側を見ようとすることでも、かなりリフレッシュ効果があります。下を向きながら上を見る、上を向きながら下を見る、というのも有効です。

やってみると目の血流が良くなって、気持ち良くなります。

ただ、やりすぎると逆に疲れてしまいますので、要注意です。1~2分でも動かしてみると、かなりすっきりした感覚になります。最初は目に疲れを感じますが、一時

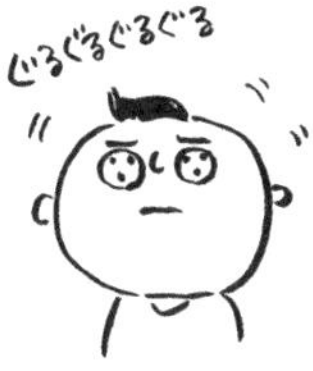

的に視力が良くなったように感じることもあります。

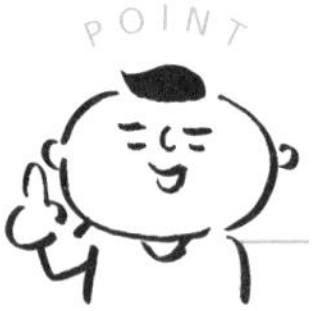

体を動かすスペースがなくても、目だけならどこでも運動できる！

3 目

疲れ目に効果抜群の目のツボ

「睛明」と「風池」

目に強い負担や疲れを感じたときや、眠くて生産性が極度に落ちてしまうようなときには、疲れ目に効果抜群の「目のセルフケア」があります。その一つが、目のツボを押すことです。

東洋医学では、押すといいツボがたくさん示されていますが、目に効くツボもあります。それが、「睛明（目の内側）」や「風池（首の上部）」です。このツボをグーッと押してみると、それだけで気持ち良くなることがわかります。ずっと押し続けたくなってしまいます。

目に効くツボ

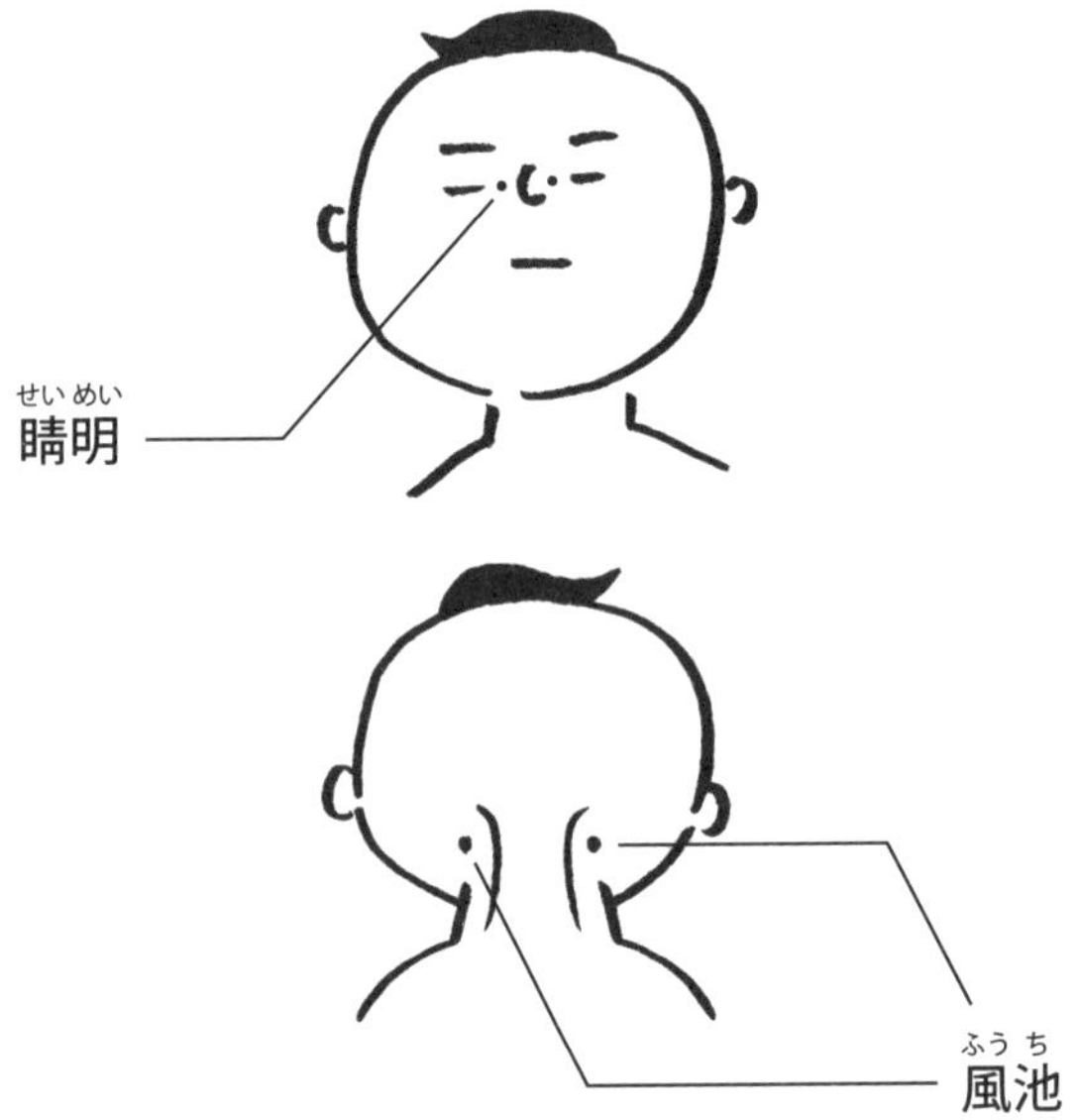

なお、風池は、肩甲骨のストレッチにもなりますから、在宅ワークなどでも積極的に取り入れるといいでしょう。

手のひらで温めて目のまわりの血流を良くする

目のまわりを温めることで、体液の循環を促し、血流を良くすることで疲労が取れやすい状態に導くこともできます。

最も手軽な方法は、両目を5〜10秒間、力いっぱい閉じてみることです。それで、パッと目を開ける。これだけでも確実に目が変わった感じがします。これなら、どんな場所でもできます。電車の中などでも、たまに無意識にやっている人がいます。

もうひとつが、両目に両手をあてて温める方法です。あてる前に、両手をこすり合わせて温めておくと、一層温まる効果があります。これもまた、目の周りの血流を良くすることにつながります。

このときに絶対にやってはいけないのは、目をこすったり、かいてしまうことです。こすったり、かくことによって、雑菌が入ってしまったり、目を傷つけるようなことになりかねません。

また、目の血流を良くするために温めるという意味では、アイマスクのようなもので目を温めてくれる商品が、ドラッグストアなどで売られています。

「これから集中して仕事をしよう」というときに、こうした商品で数分温めると、すっきりして次の時間を迎えられるはずです。

ほんのちょっとの時間でできる目のケア。ぜひ取り組んでもらえたらと思います。

POINT

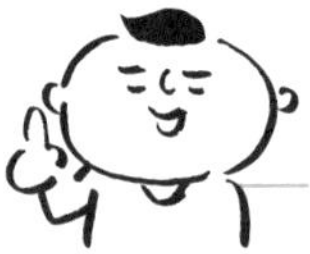

自分の指と手のひらだけでも、目の応急ケアはできるんです

4 目

意識して摂りたい目に良い食べ物

目に良いビタミンA、ビタミンB、たんぱく質

日頃からの目のケアも大切ですが、一方で、身体の内側から改善を行っていく方法もあります。直接的ではなく、間接的なケア。食べ物に含まれる栄養素による、目のケアです。

目にいい栄養素としては、ビタミンAやビタミンB、たんぱく質などが有名です。それぞれを、毎日の食事の中で取り入れることで、抱えている課題の緩和にもつながります。

食べ物のつながりは即効性のあるものではありません。ただ、目にいいものを摂っ

目に良い栄養素

	役割	含まれる食品
ビタミンA	目の粘膜に働きかけてくれる	ニンジンやホウレンソウなどの緑黄色野菜
ビタミンB	乾燥しづらくしてくれる	豚肉やゴマ、納豆など
たんぱく質	細胞の老化を防ぐ	チーズやレバーなど

ている、という自分の思いは、間違いなく目にもプラス効果を与えてくれると思います。

目にいいものを摂るという物理的作用に加え、「だから良くなるはずだ」という気持ちの作用も得られる。両面からの効果が生まれることが期待できます。

漢方やサプリも取り入れる

もうひとつ、知っておきたいのは漢方薬やサプリです。八ツ目製薬という60年以上続いている漢方薬局店の八ツ目鰻製品は、「目の疲れに良い」として、有名な漢方薬です。印象的な黄色い缶を見たことがある人も多いかもしれません。

この漢方のカプセルを、私も一時飲んでいました。普段は充血しやすかったのですが、それがおさまった印象を持っています。目の疲れが気になる人は、八ツ目鰻製品を調べてみてもらえたらと思います。

また、サプリもたくさん出ています。ブルーベリーを使ったものが多いです。ただし健康食品全般にいえることですが、改善が見込めたかどうかの印象は個人差が大きいため、合わないと感じれば変えてみると良いでしょう。身体の変化を観察することの習慣化が大事です。

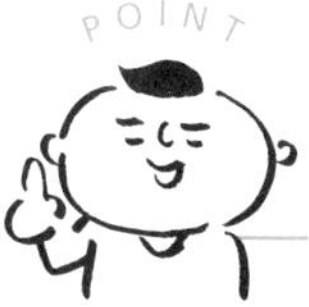

20年後、30年後も大事にしたい自分の目だから、今から大切に扱おう

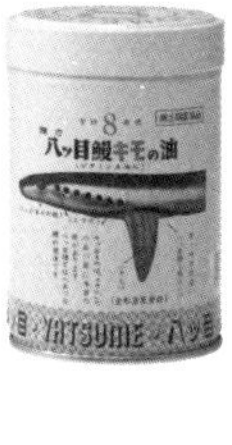

八ツ目製薬
「強力八ツ目鰻キモの油®」

5

口内

仕事のパフォーマンスと口内環境の密接な関係

虫歯で2週間絶不調に

口内環境が良い状態に保てないと、仕事に悪影響を及ぼします。歯科医への通院時間もかかりますし、費用もかかる。もちろんメンタル面で痛みへのストレス、不安、治療への恐怖といったものもあります。口内環境と仕事のパフォーマンスには、密接な関係があるのです。

どうしてここまで力説するのかと言うと、私自身が身をもってそのことを知っているからです。もともと歯磨きなど最低限のケアはしていましたが、斜めに生えていた親知らずが虫歯になってしまい、抜かなければならなくなってしまいました。やっかいな場所にあったために、大学病院で抜くことになったのですが、その前後の仕事への影響は甚大でした。抜いたあとの2週間は、時折やってくる激しい痛みで集中力を奪われクリエイティブな仕事に支障をきたしたものです。

もう二度と同じような思いをしたくない。また、同じような思いを人にさせたくないと思いました。そこで、オーラルケアについて、歯科医や研究者から学ぶなどさまざまな勉強を始め、勧められたオーラルケアアイテムはすべて使い、多くの歯科クリニックに行ったのです。

歯ブラシで取れる歯垢は58[注6]%

DeNA社内で研修を行って改めてわかったことは、口内環境を守るために、何をやらなければいけないのか、教わったことのない人たちが相当多いということでした。オーラルケアといえば、歯磨きを思い浮かべる人がほとんどですが、実は歯ブラシでの歯磨きだけでは、歯間の歯垢除去率は58%に過ぎません。その58%も、きちんとしたブラッシングができている人たちの数字です。適当にやっていたり、歯ブラシが

[注6]
『日本歯周病学会誌』1975年、山本 他

古くなってしまっていたりすると、58％という数字はもっと下がります。毎日3回、歯を磨いていたとしても清掃効率が著しく低下している人もいるのです。

つまり、約4割以上の歯垢は、そのままずっと口の中に残ってしまっているということです。これが、口の中が気持ち悪い状況を生み出し、さらに虫歯や歯周病など悪い状態へと気づかないうちに進ませてしまうことになりかねないのです。

またライオン歯科衛生研究所の調査[注7]によれば、ある会社の社員2389人のうち、歯に関わるお休みがのべ500回ほどあったのだそうです。ところが、きちんとした歯科指導を受けたことで、これが翌年、220回程度にまで減りました。半減です。

企業がきちんと歯に対するケアを社員に対して行えば、歯にかかわる休みを半分以下にできるということです。実際には、休む数字が半分以下になったわけですが、歯が痛んだり、不安感などもなくなっているので、生産性はもっと高まっているはずです。

[注7]
市橋他、第1回アジア太平洋ヘルスプロモーション・健康教育学会、2009年

人生百年時代のオーラルケア

そうはいっても、普通に歯磨きをしているだけで、虫歯にはなっていない。そう考える人も日本では少なくありません。ただ、これがだんだん年を経てくると、問題が出てくるのです。

20代ではなんともなかった人が、30代も半ばを過ぎたあたりから、虫歯や歯周病に悩まされ始めるケースは少なくありません。そのケアだけで、年間１００万円も出費がかかったという人もいます。

そしていまや人生百年時代と言われており、定年もどんどん後ろ倒しになってきました。70歳を過ぎても現役で仕事をする人も増えてくるでしょう。そのときに歯がガタガタだと、思うような仕事もできなくなります。歯に関する時間とお金もかかりますし、パフォーマンス低下要因にもなります。

またさらに最近では、歯周病と認知症の関係も指摘されています。60代、70代でも元気に働き続けるために、ビジネスパーソンにとって若いときからのオーラルケアは

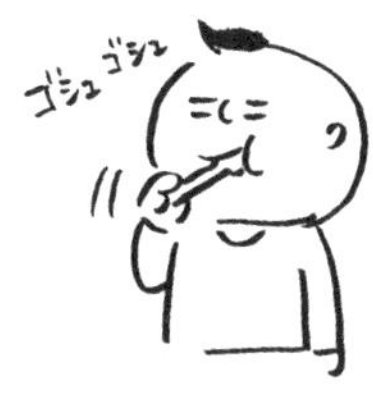

欠かせなくなってきました。

スウェーデンと比べ日本は認識が低い

スウェーデンは、世界で最もオーラルケアのリテラシーが高いと言われています。歯科検診の受診率は、日本が42%に対して、スウェーデンは68%です。[注8]

歯科医院に通う目的も違っていて、日本人は治療が67%なのに対して、スウェーデンは治療は33%のみ。そうではなくて、歯科検診のために行く人たちが70%にのぼるのです。日本では、歯科検診だけに来ている人は、37%に過ぎません。約2倍違います。

さらに朝の歯みがきのとき、歯をケアするジェルを使う人たちが、スウェーデンでは68%なのに対して、日本では45%しかいない。歯のケアにかけるお金も違っていて、スウェーデンは年間8500円

［注8］ライオン調べ

ほど使うのに対して、日本は5000円。だいたいどれも、1・5倍から2倍くらい違うのです。

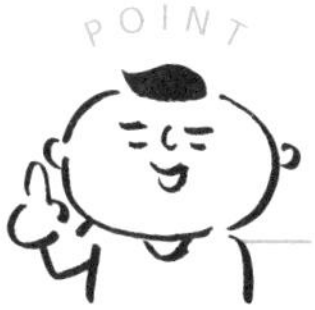

人生百年時代の後半戦に後悔しないために、
若いうちからのオーラルケアは大事

6

口内

自分に合った歯ブラシと歯磨き粉を選ぶ

虫歯用か歯周病用か

自分の歯や歯茎に合った歯ブラシを使えていないことで、ブラッシング効果が落ちている人が、実は少なくないと思います。また、歯周病や虫歯菌の存在を知らずに、歯磨き粉を選んでいる人がいます。

まずはこうしたところから、適切に選んでいくようにしましょう。歯ブラシも歯磨き粉も、虫歯用と歯周病等に効果的なものがあります。それぞれ自分に合った製品を使うことで、効率良く口内環境をいい状態にキープできるようになります。

大人になると歯周病リスクも考慮する必要がありますが、虫歯菌用をずっと使っている人もいます。虫歯用か、歯周病用か、双方共にチェックが必要です。たとえば虫歯になりやすい人は、高濃度フッ素入りの歯磨き粉を使う方法もあります。ちなみに私はクリニカを使っています。

自分に最適な歯ブラシ、歯磨き粉を知るには、自分の口内環境を知ることが大切になります。歯の形、歯の固さ、歯茎の状態などなど。これはさすがに、自分でチェックすることができませんから、お勧めするのは一度、歯科検診に行くことです。私は3か月に1度は行くようにしています。

また、虫歯菌、歯周病菌については、唾液検査という方法もあります。しっかり自分の歯をケアしたい人は、唾液検査をお勧めしています。これによって、歯の中の虫歯菌、歯周病菌の割合などがわかります。それに合わせて、歯ブラシや歯磨き粉を選ぶのです。

歯ブラシは「小さい」「やわらかい」を選ぶ

歯ブラシの選択肢はさまざまですが、私は基本的には「小さい」「やわらかい」ものを選んでいます。歯ブラシは端的に、大きければ大きいほど、やはり磨き残しが残るとは思います。

硬さの推奨は、普通かやわらかめです。かための歯ブラシだと、どうしても歯茎のやわらかいところを傷つけてしまう可能性が出てくる。そうすると、磨けば磨くほど、どんどん歯周病リスクが増していくようなことになりかねないのです。

歯ブラシは小さくてやわらかめ。時間はかかりますが、それがお勧めです。

左手でも歯ブラシを使って、脳に刺激を与える

たとえば、歯を磨くとき、左奥を磨くときには右手で磨きますが、右奥を磨くときには右手で歯ブラシを持って磨くよりも、左手で持って磨いたほうがよく取れるのです。そこで「左手で歯ブラシを持って右奥を磨こう」というメッセージを考えました。

こうすることで、右脳と左脳、両方への刺激を促すことができる

のではないかと考えたのです。右利きの人は、利き手ではない左手を器用に使えるようになることで、いつもとは異なる感覚を味わえます。

こうしたメッセージをベースに歯のセミナーを行ったところ、取り組みを進めてくれる人が増えました。やってみると、意外に面白いのです。そしてやっているうちに、どんどん上達していく楽しみも得られる。利き手ではない手を動かすことに、面白さを見出していく人もいました。

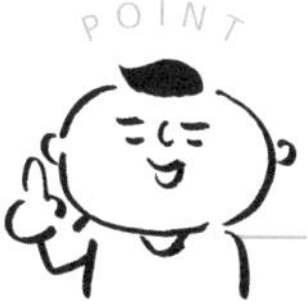

歯ブラシ、歯磨き粉は用途やサイズにこだわろう！

7

口内

ベストな口内環境のための推奨オーラルケアアイテム

その1　タフトとフロス

口内環境をベストな状態にしたいけれど、何を使えばいいのかがわからない。そんな相談もよく受けています。そこで歯ブラシ、歯磨き粉以外にも、ぜひ使ってほしいアイテムがありますのでご紹介します。

一つ目が「タフト」です。これは歯ブラシですが、一般的なブラシと比べてとても小さく、歯の1本1本を丁寧に磨くことができます。

そしてフロスや歯間ブラシといった歯間を清掃する用具もお勧めです。オーラルケア先進国のスウェーデンでは、フロスの使用は当たり前です。「排水管のぬめり」と表現されることもある歯と歯の間の汚れは、歯ブラシだけでは絶対に取れないからです。

日本では、まだまだフロスの使用は当たり前にはなっていませんが、1日も早くこれが普通に一般家庭で使われるようになってほしいものです。

その2　電動歯ブラシ

私自身も使っている電動歯ブラシも、お勧めアイテムです。使ったことのある人はご存じですが、とても気持ちがいいのです。逆に使ったことがない人は、痛いのではないか、と想像されるようですが、痛くなるようには使いません。

電動歯ブラシには、使い方があるのです。使い方をレクチャーされずに、普通の歯ブラシを使うように使っていると、当て過ぎになってしまいます。これでは痛みが出たり、歯磨きがストレスになったりする。

そうではなくて、「触れるか触れないか」くらいの微妙な距離感で使うのが最も気持ちがいいのです。押しつけてはいけません。また、ブラシは電動だと傷みやすいので、早めに新しいものに交換していきます。「触れるか触れないか」くらいで磨いていくと、血流促進効果、マッサージ効果もあって、とても快適です。

安いものだと5000円くらいから、最高級モデルは4万円くらいのようです。使用したことがない人は、まずは1万円から2万円くらいのもので十分です。

その3　マウスウォッシュ＆サプリ

オーラルケアの一環としてマウスウォッシュを使っています。外出するときに、持ち歩くことも多いです。

口内環境にいい食べ物も効果的だと思います。私はよくロイテリヨーグルトを食べています。

オーラルケア先進国スウェーデンは、同時に世界幸福度ランキング[注9]上位の常連国です。幸福度の高さと、オーラルケアは相関するのではないかと思っています。というのも、人は口から入れたもので生きているからです。そこが汚れていることが、いかに問題か。また、年を取って消化能力が落ちてくると口の中の状態が身体にダイレク

［注9］
国連の持続可能な開発ソリューション・ネットワーク（SDSN）が発表

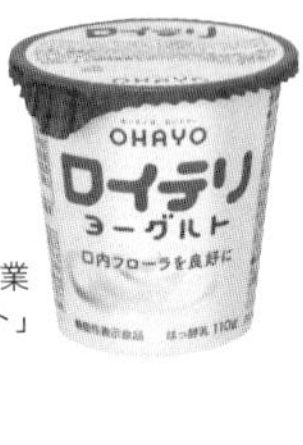

オハヨー乳業
「ロイテリヨーグルト」

トに影響してきます。

口の中をいい状態にしておくことは、これからますます重要視されるようになると考えられます。

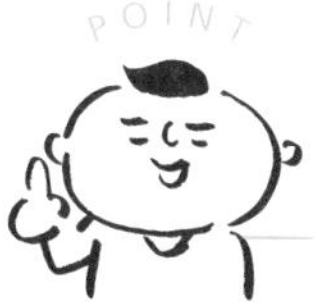

口内環境への投資はコンディションに直結します

8

口内

唾液力を鍛える

舌も体操する

オンラインミーティングなどで画面をオフにしている時間は、ただ聞いているだけの時間です。これはもったいない。そこで、この時間にできるオーラルケアを考えて、勧めてみることにしました。それが舌の体操です。

とても簡単で、口の中で舌をグルグルと回すのです。舌を口の中で回していると、唾液が分泌されてきます。唾液はオーラルケアと密接に関係していて、歯周病、虫歯リスクを減らしてくれることがわかっています。口臭予防にもなります。

舌を口の中でグルグル回すのは、小顔効果もあると言われていて、オーラルケアもやりつつ、見た目を良くする活動にもなることも教わりました。また、舌回しは歯ぎしり、食いしばりの予防にもつながったりするので、歯科医も推奨しています。

唾液の分泌を操る

オーラルケアとはちょっと離れますが、唇の下のあたりは、凝りやすくなる部分でもあります。舌を使って、このあたりをマッサージしてあげると、とても気持ち良くなりますし、唾液の分泌にもつながります。

唾液は食べ物の消化を助けることにもつながりますし、殺菌能力もあります。口の中の唾液がよく出るツボは人によって違うので、いろいろ試してみてください。

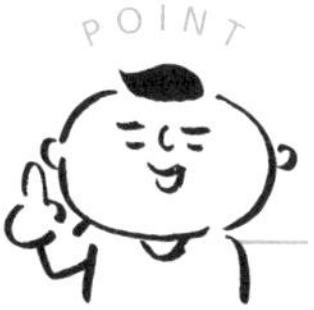

唾液は健康のカギを握る！　唾液をコントロールしよう

9

口内

口呼吸をやめ鼻呼吸を心がける

鼻は呼吸のフィルター

呼吸するときには、「口呼吸」と「鼻呼吸」があります。どちらが推奨されるのかといえば、鼻呼吸です。

「感染症になりづらいのは鼻呼吸。口呼吸の人はまずそれを変えることから始めたほうがいい」と語っていた医師がいました。鼻の中は、言ってみればフィルターになっていて、ホコリや雑菌などを体内に入れにくくしてくれているのです。

逆にいえば、口呼吸になっているということは、それがそのまま体内に入ってしまっているということです。

また、口呼吸は口の中が乾燥しやすいので、唾液が出にくくなってしまいます。虫歯予防、歯周病予防には唾液がとても大事なのですが、それが邪魔されてしまうのです。結果的に、虫歯リスク、歯周病リスクも高まることになります。冬場など、口を開けて呼吸をしていると、風邪の菌も体内に入って来やすくなります。

風邪をひきやすい人にとって、口呼吸は仕事の生産性も下げている可能性があります。そのために、鼻の疾患がある場合には、しっかり治すところから始める。そうすることで、集中力も高まり、生産性が上がることが期待できます。

また、鼻の疾患は、睡眠時無呼吸症候群にもつながることがあり、昼間の眠気につながったり、集中力の低下につながったりする。仕事のパフォーマンスの観点からも治し、鼻呼吸を徹底したほうが良いのです。

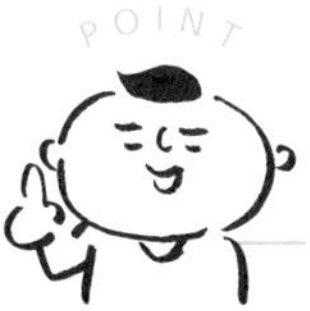

口呼吸はコンディションの点からも病気予防の点からもイエローカード

――おわりに

肩こりには、肩甲骨を動かすといい。たったこれだけのことがわかると、いろんな方法に目が向くようになります。

たとえば、近くの公園などに鉄棒や全身をぶらさげることのできる器具があったりしませんか。もしかすると「ぶらさがり健康器」なんてものがある家も、あるかもしれません。

手をまっすぐに伸ばして、ぶらさがるだけでも、肩こり予防になります。足をつけたままでも構いません。肩甲骨を、できるだけ上に上げていくようにしていきます。普段はそんなに肩を上げることはありませんから、下ろしたときに肩のまわりの血流が良くなって、とても肩がラクになります。

鉄棒がなかったとしたら、あったつもりで腕を上げ、肩甲骨を上げてみるのもいいでしょう。たったこれだけで肩がすっきりして、仕事が捗ります。

「肩甲骨を動かすと肩こりにいい」と知っているだけで、生産性を上げることができるのです。知るということには、それだけの力があるのです。

私はこう見えて、健康になりたいと思って歩くようにしたり、健康的な食事を食べたりしたことは一度もありません。自分の心身が快適になるための方法や、気持ちの良い身体の動かし方はないかと日々模索しているだけです。自分の身体が悦ぶような行動を行い続けた結果、健康でパフォーマンスを発揮しやすい状態でいられています。この本に書いてあることは健康法ではなく、平井流ライフスタイル（生活習慣）の上達法だと捉えています。

ライフスタイルはスキルです。最近、睡眠の技術をテーマにした話がよく出ますが、睡眠だけではなく、食事や飲み物をどう摂るか、歩き方、姿勢、お酒の飲み方、運動、マインドセット、オーラルケアや目のケアも、すべてにおいてスキルアップさせていくことが大事だと思うのです。

仕事については、多くの人がスキルを意識しています。そして、スキルのレベルアップを図ることが、キャリアアップにつながることを理解しています。だから、スキルを学ぼうとするし、スキルアップに貪欲です。

ところが、身体についてのスキルや、暮らしについてのスキルには、なかなか意識が向かないのです。私から見ると、仕事よりも大事な身体を疎かにするなんて、「優先順位を間違えているのではないか？」と思ってしまいます。ライフスタイルスキルのほうが仕事スキルを上げるよりも簡単で、短期間で効果が出て、死ぬまで影響するのに。

しかも、レベルアップさせることで仕事パフォーマンスも上げてくれる。将来にわたって健康を維持していくことができれば、将来にわたってパフォーマンスを上げ続けることができます。

改めてお伝えしたいのは、身体やライフスタイルのレベルアップは、仕事のレベルアップにつながっていくということです。逆に言えば、仕事のレベルアップを目指すには、身体やライフスタイルのレベルアップが必要になってくるということです。

健康のためだけではなく、仕事のためにもライフスタイルをアップデートさせ続けようとする人が日本でも増えていくといいな、と常々思っています。

実際、すでにプロフェッショナルの多くが、ライフスタイルのスキルレベルを大きく上げています。経営者の細やかな健康管理についてメディアで取り上げられているものを、ご覧になった方もいらっしゃるのではないでしょうか。

一流のアスリートほど体調管理に人一倍気を使うように、一流のビジネスパーソンを目指す人にとっても体調管理、セルフコンディショニング力は必須になっていくはずです。

成果主義が徹底されているアメリカでは、体形や歯、匂いなど、見た目もその人の能力を表すものとして重視されています。日本ではまだまだですが、今後グローバル化が進む中で、欧米のスタイルも意識しなくてはいけない日が近づいています。

それこそ、体調不良でパフォーマンスにムラがあったり、いつ休むかわからないような人に、大切な仕事を任せられないのは当然です。仕事の重要性は誰もが認識していますが、それと同じくらい身体やライフスタイルの重要性にも気づき、改善の余地があるようでしたら変化を起こしてもらえたら良いなと思います。まずひとつ、フロスを買ってみたり、階段を使ってみたりなどして。

　本当はもっとディープなライフスタイルスキルもご紹介したかったのですが、変な人だと思われるのを怖がり、本書ではライトなスキルだけに留めました。「これくらいのスキルならばすでに身につけているよ」という方はぜひご連絡ください。一緒に切磋琢磨していきましょう。

　最後になりましたが、ノーバリューだった私に健康経営に取り組む機会を与えてくれた度量の深いＤｅＮＡに、そのＤｅＮＡを創業しＣＨＯにもなってくれた南場智子さんにこの場を借りて感謝を申し上げます。南場さんには大学生の時に出会い、ほとんど本を読んだことがなかった私に、本を読むきっかけを与えてくれました。もう一人、２０１５年から5年以上も暴走気味な私を常に温かく見守ってくれている大井潤さん、他にもお世話になった社内外、大勢の方々に、この場を借りて、御礼申し上げます。

本書の制作にあたっては、東洋経済新報社の齋藤宏軌さんにお世話になりました（2年間もお待たせし、申し訳ありませんでした）。また、構成にあたってはブックライターの上阪徹さんにお世話になりました（お引き受けいただき本当にありがとうございました）。

日本のビジネスパーソンが、ライフスタイルを楽しみながらアップデートし続け、最高のパフォーマンスを発揮できるようになることを願っています。

2020年12月

平井孝幸

【著者紹介】

平井孝幸（ひらい　たかゆき）

株式会社ディー・エヌ・エー（DeNA）CHO室室長代理。東京大学医学部附属病院22世紀医療センター研究員。

東京都生まれ。慶應義塾大学卒業後、ゴルフ事業で起業。2011年DeNA入社。2015年従業員の健康サポートを始める。2016年健康経営の専門部署CHO室を立ち上げる。2019年同社での取り組みが経済産業省と東京証券取引所から評価され、健康経営銘柄を獲得。翌年も連続して獲得する。

2018年DBJ（日本政策投資銀行）健康経営格付アドバイザリーボード、PGA（日本プロゴルフ協会）経営戦略委員会アドバイザー等を歴任。

仕事で成果を出し続ける人が
最高のコンディションを毎日維持するためにしていること

2021年2月11日発行

著　者――平井孝幸
発行者――駒橋憲一
発行所――東洋経済新報社
〒103-8345　東京都中央区日本橋本石町 1-2-1
電話＝東洋経済コールセンター　03(6386)1040
https://toyokeizai.net/

ブックデザイン……小口翔平＋三沢稜（tobufune）
ＤＴＰ……………アイランドコレクション
構成協力…………Sayo
イラスト……………椎葉智志（shiibadesign）
印刷・製本………丸井工文社
編集協力…………パプリカ商店
編集担当…………齋藤宏軌
　Printed in Japan　ISBN 978-4-492-04683-8